T0130155

Biochemie - Energiestoffwechsel

Freya Harmjanz

Biochemie - Energiestoffwechsel

1. Auflage

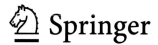 Springer

Freya Harmjanz
Mainz, Deutschland

ISBN 978-3-662-60271-3   ISBN 978-3-662-60272-0   (eBook)
https://doi.org/10.1007/978-3-662-60272-0

Die Deutsche Nationalbibliothek verzeichnet diese Publikation in der Deutschen Nationalbibliografie; detaillierte bibliografische Daten sind im Internet über http://dnb.d-nb.de abrufbar.

Zeichner: L42 AG, Berlin

Springer ist ein Imprint der eingetragenen Gesellschaft Springer-Verlag GmbH, DE und ist ein Teil von Springer Nature.
Die Anschrift der Gesellschaft ist: Heidelberger Platz 3, 14197 Berlin, Germany

Wie dieses Buch am besten zu lesen ist

Da die Biochemie die natürliche Symbiose der Biologie und Chemie ist, setzt dieses Buch einen Basiswissensschatz aus beiden Fächern voraus. Grundlagen, die für das Verständnis der Zusammenhänge wichtig sind, werden angesprochen, aber nicht in aller Ausführlichkeit beschrieben. Auch mathematisch werden die für das gesamte Medizinstudium nötigen Grundkenntnisse vorausgesetzt – aber keine Sorge, es kommt nicht allzu viel Mathe vor.

Viele Bereiche der Biochemie überschneiden sich jedoch auch mit der Physiologie. Hier eine klare Grenze zu ziehen, gestaltet sich schwierig, weswegen einige Themen mehr in die physiologische Tiefe gehen.

Bei größeren Stoffwechselvorgängen gibt eine Tabelle zu Beginn des jeweiligen Abschnitts eine Übersicht. Sie gliedert auf einen Blick Substrate, den Ort, das Ziel, die groben Reaktionsschritte und ggf. den Zeitraum und den Grund für die Reaktionen.

Wer-Wie-Was

Wer	
Wo	
Was	
Wie	
Wann	
Warum	

Wenn möglich, sind Reaktionsschritte in den Abbildungen mit Zahlen versehen, die sich im Text wiederfinden.

Denkstützen

… sollen die Grundlagen wieder ins Gedächtnis rufen oder eine interessante Verknüpfung herstellen, damit Themen besser verstanden bzw. behalten werden können.

Fallstricke

… weisen auf häufige Verwechslungen und Missverständnisse hin.

Energiestoffwechsel

Der Energiestoffwechsel des Körpers bezeichnet diejenigen Reaktionen, die zu einer Speicherung oder einem Verbrauch der energiereichen Nahrungsbestandteile führen. Der Ab- oder Umbau der Kohlenhydrate, Fette und Proteine erfolgt dabei in gesonderten Kreisläufen. Aus allen dreien kann jedoch der Grundbaustein unserer Energie gewonnen werden: Glucose.

Ob das jedoch Sinn macht – auch ein Umbau kostet Energie –, soll im Einzelnen geklärt werden. Meist haben die Stoffwechselwege zugleich weitere Funktionen, wie z. B. die Umwandlung der Stoffe in Speicherformen oder den Einbau in bestehende Zellstrukturen.

Am Ende der Kreisläufe entstehen auch immer Abfallprodukte. Seien es Kohlendioxid und Wasser, welche sich einfach in den Blutkreislauf eingliedern können und über die Lunge abgeatmet werden, oder der Stickstoff der Aminosäuren, welcher erst in eine nichttoxische Form verpackt werden muss, bis er zur Niere gelangt.

◼ **Tab. 1** Energetische Wertigkeit von Molekülen

Energieträger	Physiologischer Brennwert	Energetisches Äquivalent
Glucose	17 kJ/g	21,0 kJ/l O_2
Lipide	40 kJ/g	19,7 kJ/l O_2
Proteine	18 kJ/g	19,3 kJ/l O_2

Inhaltsverzeichnis

Über die Autorin

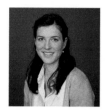

Freya Harmjanz

geboren 1992 in Berlin, studiert seit 2016 Humanmedizin an der Johannes Gutenberg Universität in Mainz. Zuvor leistete sie mehrere Volontariatsaufenthalte in Südafrika. Zudem absolvierte sie ihre Ausbildung zur Rettungsassistentin an der Johanniter Akademie Berlin und beim BRK, Kreis Miltenberg-Obernburg.

Von 2015-2016 arbeitete sie in der medizinischen Grundversorgung einer Flüchtlingserstaufnahmestelle.

Neben dem Studium arbeitet sie weiterhin im Rettungsdienst und als Dozentin für internistische Notfallversorgung (AMLS).

Ihr Interesse für Biochemie hat sich erst während ihres Studiums entwickelt und findet nun Ausdruck in dieser Buchreihe.

Abkürzungsverzeichnis

ABP	Androgen-bindendes Protein
ACAT	Acetyl-CoA-Acetyltransferase
ACE	Angiotensin-Converting-Enzym
ACP	Acyl-Carrier-Protein
ACTH	adrenocorticotropes Hormon
ADH	antidiuretisches Hormon
ALA	Aminolävulinsäure
ALAT	Alanin-Aminotransferase
AMP	Adenosinmonophosphat
ANP	atriales natriuretisches Peptid
Apaf-1	Apoptotic protease activating factor 1
APC	antigenpräsentierende Zelle
APP	Akute-Phase-Protein
ASAT	Aspartat-Aminotransferase
ATP	Adenosintriphosphat
Bad	Bcl-2 antagonist of cell death
BCKDH	Branched chain ketoacid dehydrogenase kinase
Bid	BH3 interacting domain death agonist
BNP	B-Typ natriuretisches Peptid
cAMP	zyklisches Adenosinmonophosphat
CaSR	Calcium-sensitiver Rezeptor
CBG	Corticosteroid binding globulin
CdK	Cycline-dependent kinase
cGMP	zyklisches Guanosinmonophosphat
CGRP1	Calcitonin gene-related peptide 1
CLIP	Corticotropin-like intermediate peptide
CMP	Cytidinmonophosphat
CNP	C-Typ natriuretisches Peptid
CoA	Coenzym A
COMT	Catechol-O-Methyltransferase
COX	Cyclooxygenase

CPS	Carbamoylphosphat-Synthetase
CPT	Carnitin-Palmitoyltransferase
CRBP	Cytosolic retinol binding protein
CREB	cAMP response element binding protein
CRH	Corticotropin-Releasing-Hormon
CRISPR	Clustered regularly interspaced short palindromic repeats
CRISPR-Cas9	CRISPR-associated protein 9
CRP	C-reaktives Protein
CTP	Cytidintriphosphat
CTR	Calcitoninrezeptor
dATP	Desoxyadenosintriphosphat
dCMP	Desoxycytidinmonophosphat
DHEA	Dehydroepiandrosteron
DHF	Dihydrofolat
DHT	Dihydrotestosteron
DISC	Death-inducing signalling complex
DNP	Dinitrophenol
dTMP	Desoxythymidinmonophosphat
E1	Östron
E2	Östradiol
E3	Östriol
ECM	Extrazellulärmatrix
ECP	Eosinophil cationic protein
EDTA	Ethylendiamintetraessigsäure

eEF	eukaryotischer Elongationsfaktor	H2O2	Wasserstoffperoxid
eIF	eukaryotischer Initiationsfaktor	hCG	humanes Choriongonadotropin
ELISA	Enzyme-Linked Immunosorbent Assay	HDL	High density lipoprotein
		HIF	Hypoxia-inducible factor
ENaC	Epithelial Na$^+$ channel	HIV	humanes Immundefizienzvirus
EPO	Erythropoetin		
ER	endoplasmatisches Retikulum	HMG-CoA	Hydroxymethylglutaryl-Coenzym A
eRF	eukaryotischer Terminationsfaktor	HPLC	High Performance Liquid Chromatography
FAD	Flavin-Adenin-Dinukleotid	ICAD	Inhibitor der Caspase-aktivierten DNAse
FADD	Fas-associated death domain containing protein	IEF	isoelektrische Fokussierung
		IFN	Interferon
FEN-1	Flap endonuclease 1	Ig	Immunglobulin
FMN	Flavinmononukleotid	IGF	Insulin-like growth factor
FSH	follikelstimulierendes Hormon	IL	Interleukin
		IMP	Inosinmonophosphat
G3PD	Glycerin-3-phosphat-Dehydrogenase	INR	International Normalized Ratio
GABA	Gamma-Aminobuttersäure	IRD	Inner-ring-Deiodase
GF	Growth Factor	JAK	Janus-Kinase
GH	Growth Hormone	LDL	Low density lipoprotein
GHRH	Growth-Hormone-Releasing-Hormon	LH	luteinisierendes Hormon
		MAC	Membrane attack complex
GLDH	Glutamat-Dehydrogenase	MAPK	Mitogen-activated protein kinase
GLP1/2	Glucagon-like peptide 1/2		
GLUT	Glucosetransporter	MAO	Monoaminoxidase
GMP	Guanosinmonophosphat	MASP	MBL-assoziierte Serinprotease
GnRH	Gonadotropin-Releasing Hormon	MBL	Mannose-bindendes Lektin
GOT	Glutamat-Oxalacetat-Transaminase	MBP	Major basic protein
		MC2	Melanocortin 2
GPT	Glutamat-Pyruvat-Transaminase	MHC	Major histocompatibility complex
GTP	Guanosintriphosphat	MSH	Melanozyten-stimulierendes Hormon

NAD	Nikotinamid-Adenin-Dinukleotid	RPA	Replication protein A
NADP	Nikotinamid-Adenin-Dinukleotid-Phosphat	RXR	Retinoid X receptor
NES	Nuclear export sequences	SDS-PAGE	Sodiumdodecylsulfat-Polyacrylamid-Gelelektrophorese
NFκB	Nuclear factor of Kappa light polypeptide gene enhancer in B-cells	SHBG	Sexualhormon-bindendes Globulin
NK-Zelle	natürliche Killerzelle	SHMT	Serin-Hydroxymethyltransferase
NLS	Nuclear localization sequence	Smac	Second mitochondria-derived activator of caspase
OAT	Ornithin-Aminotransferase		
OMP	Orotidinmonophosphat	snRNP	small nuclear Ribonucleoprotein
ORD	Outer-ring-Deiodase		
ORI	Origin of replication	SOCS	Suppressor of cytokine signaling
PAF	plättchenaktivierender Faktor	SRBP	Serum cytosolic retinol binding protein
PALP	Pyridoxalphosphat		
PAMP	Pathogen-associated molecular pattern/Pyridoxaminphosphat	SRP	Signal recognition particle
		SSBP	Single-stranded binding protein
PCR	Polymerasekettenreaktion	StAR-Protein	Steroidogenic acute regulatory protein
PCSK9	Proproteinkonvertase Subtilisin/Kexin Typ 9		
PDE	Phosphodiesterase	STAT	Signal transducer and activator of transcription
PDH	Pyruvat-Dehydrogenase		
PEP-CK	Phosphoenolpyruvat-Carboxykinase	TAG	Triacylglycerid
		T_3	Triiodthyronin
PFK1	Phosphofructokinase 1	T_4	Thyroxin
PKU	Phenylketonurie	TBG	Thyroxin-bindendes Globulin
POMC	Proopiomelanocortin		
PPAR	Peroxisome proliferator-activated receptor	TCR	T-Zell-Rezeptor
		TGF	Transforming growth factor
PPR	Pattern recognition receptor		
PRL	Prolaktin	THF	Tetrahydrofolat
PRPP	Phosphoribosylpyrophosphat	TIM	Transporter of the inner membrane
PTH	Parathormon		
		TLR	Toll-like-Rezeptor
RAAS	Renin-Angiotensin-Aldosteron-System	TNF	Tumornekrosefaktor
		TOM	Transporter of the outer membrane
RANKL	Receptor activator of NF-κB ligand		
		TPO	Thyreoperoxidase
ROMK	Renal outer medullary K+ channel	TR	T_3-Rezeptor

TRAK	TSH-Rezeptor-Autoanti-körper	VLDL	Very low density lipo-protein
TRE	T$_3$ response element	UMP	Uridinmonophosphat
TRH	Thyreotropin-Releasing-Hormon	UDP	Uridindiphosphat
		UTP	Uridintriphosphat
TSH	Thyreotropin		
		XMP	Xanthosinmonophosphat
UCP1	Uncoupling protein 1	vWF	von-Willebrand-Faktor

Kohlenhydrate

Inhaltsverzeichnis

© Springer-Verlag GmbH Deutschland, ein Teil von Springer Nature 2021
F. Harmjanz, *Biochemie - Energiestoffwechsel*, https://doi.org/10.1007/978-3-662-60272-0_1

1

Der Körper hat viele Möglichkeiten, Energie aufzunehmen, umzuwandeln und zu speichern. Es gibt jedoch eine Form von Energie, die es ihm deutlich leichter macht, diese zu nutzen. Das sind die Kohlenhydrate. Ihr Name sagt es schon, sie sind aufgebaut aus Kohlenstoffverbindungen mit Wasser, allerdings können sie noch weitere Stoffe enthalten. Die umgangssprachliche Bezeichnung Zucker passt deswegen fast besser. Der Hauptvertreter ist die Glucose, die entsprechend auch Namensgeber der meisten Stoffwechselwege ist.

Der Grundbaustein ist das **Monosaccharid**, ein **Einfachzucker** also, aus dem alle folgenden Mehrfachzucker zusammengesetzt werden können. Die Summenformel ist im Allgemeinen $C_n(H_2O)_n$ oder $(HCOH)_n$, kann aber beim Auftreten anderer funktioneller Gruppen davon abweichen.

❯ Die wichtigsten funktionellen Gruppen, damit eine HCOH-Verbindung auch tatsächlich ein Zucker ist, sind eine Aldehyd- oder Ketogruppe in Kombination mit mindestens zwei Hydroxygruppen.

Aldehyde und Ketone ähneln sich stark. Zusammengefasst spricht man auch von Carbonylgruppen. Die Hydroxygruppen machen Zucker zugleich zu **mehrwertigen Alkoholen**, das erkennt man an der Begriffsendung -ose (◘ Abb. 1.1).

Nun kann man die Monosaccharide in Ketosen und Aldosen einteilen, das sagt allerdings noch nicht aus, mit wie vielen Kohlenstoffatomen das Molekül aufgebaut ist.

❯ Die klassischen Monosaccharide haben ein fünf- oder sechsgliedriges Kohlenstoffgerüst.

Nach ihrer Länge eingeteilt spricht man von Triosen, Tetrosen, Pentosen, Hexosen oder Heptosen.

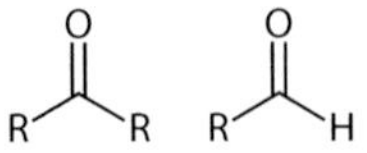

◘ **Abb. 1.1**   Aldehyde und Ketone

Die L- und D-Bezeichnungen vor dem Namen der Glucose beziehen sich auf die räumliche Drehrichtung. Atome liegen nicht, wie beispielsweise durch die Fischer-Projektion dargestellt, planar vor, sondern stehen in verschiedenen Winkeln in den Raum ab. Bei vier möglichen Bindungspartnern des Kohlenstoffatoms bildet sich eine **Tetraederstruktur**. Zählt man dann vom höchstoxidierten C-Atom, das immer oben stehen sollte, die Bindungspartner in Reihenfolge ihrer abnehmenden Stärke, so kann man links- (L) und rechtsdrehend (D) unterscheiden. Die Moleküle unterscheiden sich nicht nur in ihrer Polarisation von Licht, sondern auch in anderen Eigenschaften. Der menschliche Organismus hat sich darauf eingestellt, hauptsächlich eine bestimmte Form der Moleküle zu verwerten.

❯ Es gibt meist spezifische Enzyme oder Rezeptoren für L-Aminosäuren und -Fettsäuren sowie D-Zucker.

Ein L-Zucker ist klassifiziert als **Enantiomer** seines D-Zuckers.

Das bedeutet, dass man das gesamte Molekül umgekehrt anordnen müsste, um sie ineinander zu überführen.

Betrachtet man die verschiedenen Hexosen, so fällt auf, dass sie sich stark ähneln.

❯ Oft unterscheiden sie sich nur in der Ausrichtung der funktionellen Gruppe eines einzigen C-Atoms.

Solche Zucker sind **Epimere** zueinander.

❯ Müssen mehrere funktionelle Gruppen verschoben werden, um das eine Molekül in das andere zu überführen, spricht man von Diastereomeren.

Ob Enantiomer, Epimer oder Diastereomer – alle Moleküle tragen immer die gleiche Summenformel, sie sind **Stereoisomere** zueinander.

> Alle sind Konfigurationsisomere, weil sie sich nur mit einem Bindungsbruch ineinander überführen lassen.

Das lässt vermuten, dass es auch Isomere gibt, die ohne Bindungsbruch von der einen Form in die andere wechseln können.

Dann handelt es sich um **Konformationsisomere**. Es muss nur eine Drehung um eine Bindung erfolgen, um von der **Wannen-** in die **Sesselkonformation** der Glucose zu gelangen. Die Darstellung hat den Vorteil, dass man die Winkelstellung der Hydroxygruppen besser benennen und erkennen kann. So können sie jeweils in **Axial-** (senkrecht) oder **Äquatorialstellung** (waagerecht) zum C-Atom stehen, um die Tetraederanordnung zu vervollständigen (◪ Abb. 1.2).

Als weiteres Unterscheidungsmerkmal innerhalb der Hexosen kann man sie noch anhand ihrer räumlichen Anordnung unterscheiden.

> So bilden sie alle vorzugsweise in wässrigem Milieu einen Ring aus, der fünf von ihren sechs C-Atomen und ein Sauerstoffatom aus einer ehemaligen Hydroxygruppe beinhaltet.

Ausnahme bildet die Fructose, die sich in einem Fünferring anordnet. Diese Konstellation nennt sich **Furanose**, ein Sechserring **Pyranose**.

Der Prozess der Ringbildung wird über eine Übergangsform erreicht.

> Ziel ist ein Halbacetal, das aus der Reaktion eines Alkohols mit einem Aldehyd entsteht. Da beide als funktionelle Gruppen der Glucose vorhanden sind, kann das Molekül mit sich selbst reagieren.

- Die Aldehydgruppe wird von der Hydroxygruppe des C5-Atoms angegriffen und löst dabei seine Doppelbindung zum Sauerstoff auf.
- Die freie Bindungsstelle des Sauerstoffatoms wird mit dem überschüssigen Wasserstoffatom der Hydroxygruppe besetzt.
- Das Sauerstoffatom der Hydroxygruppe ist das Atom, welches den Kreis schließt.

> Da keine Atome des Moleküls verloren gehen, wird die Reaktion als Addition bezeichnet.

In der **Haworth-Schreibweise** ist die zyklische Form erkennbar, nicht aber die genaue Stellung der Hydroxygruppen. Nichtsdestotrotz gibt die Formel die Möglichkeit, eine weitere Unterscheidung sichtbar zu machen. Bereits in der Wannen- und Sesselform wurde das gezeichnete Molekül mit einem griechischen Buchstaben versehen.

> Dieses α bzw. β weist auf die Stellung derjenigen Hydroxygruppe hin, die sich erst bei der Additionsreaktion ausbildet, ergo der ehemaligen Aldehydgruppe (◪ Abb. 1.3).

Abgesehen von der Nutzung als Energielieferant wird Glucose auch in abgewandelter Form als Baustein dienen. So können Di- und Polysaccharide durch Verknüpfung diverser Monosaccharide miteinander entstehen.

> Sind die Ketten aus ein und demselben Monosaccharid aufgebaut, heißen die Resultate Homoglykane.

Das Gegenteil, die **Heteroglykane**, können zwei oder mehr unterschiedliche Monosaccharide miteinander vereinen. Reaktionen mit anderen Verbindungen als Kohlenhydraten werden je nach Bindungsstelle **O-** oder **N-Glykoside** genannt. Das

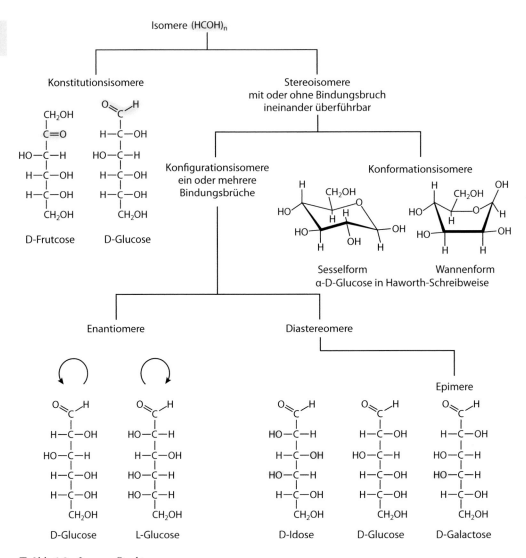

□ **Abb. 1.2**   Isomere Strukturen

Produkt ist dann kein reines Kohlenhydrat mehr.

Heteroglykane liegen im menschlichen Organismus hauptsächlich in kovalenter Bindung mit Proteinen oder Lipiden vor.

❯ Mit dem jeweils überwiegenden Anteil endet der übergeordnete Begriff:

Es gibt Glykoproteine, Proteoglykane, Peptidoglykane und Glykolipide. Außerdem differenziert man zwischen verzweigten und unverzweigten Heteroglykanen. Letztere werden auch **Glykosaminoglykane** oder veraltet **Mucopolysaccharide** genannt.

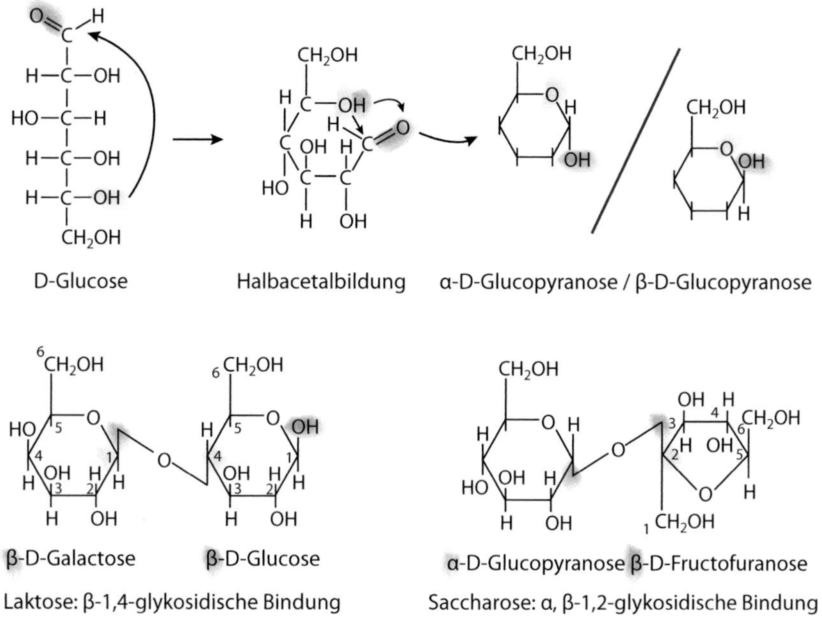

◻ Abb. 1.3 Glucose in der Fischer-Projektion und in der Haworth-Struktur. Meist liegen Kohlenhydrate als solch zyklische Moleküle vor. In dieser Schreib-weise kann man die glykosidischen Bindungen – hier nur Disaccharide – gut darstellen

1.1 Kohlenhydratsynthese

Wenn die mit der Nahrung aufgenommenen Bestände verbraucht sind, muss der Körper selbst an die Arbeit und Glucose produzieren.

❯ Zwar gibt es, wie in den nächsten Kapiteln noch vertieft wird, viele andere Energiequellen, aber bestimmte Organe sind ausschließlich fähig, Glucose zu verstoffwechseln.

Dazu gehören das **Nierenmark**, die **Erythrozyten** und bedingt das **Nervensystem**. Letzteres braucht tatsächlich nur ein paar Tage, um sich auf Ketonkörper umzustellen. Des Weiteren ist der konstante Blutzuckerspiegel unerlässlich, um einen normalen osmotischen Druck aufrechtzuerhalten. Außerdem benötigt der Organismus Glucose wie bereits erwähnt auch als Strukturbaustein. Es muss also eine Möglichkeit geben, das lebenswichtige Molekül herzustellen.

1.1.1 Gluconeogenese

Die Gluconeogenese hat nicht den Zweck, eigens Energie über einen langen Zeitraum zu produzieren. Wäre das der Fall, bräuchten wir nicht so viel Nahrung zu uns nehmen. Im Gegenteil, der Stoffwechsel verbraucht bei der Synthese sogar weitere Energie. Auch weichen die Reaktionsschritte deutlich von denen der Glykolyse ab, denn einige Enzyme können nur in eine Reaktionsrichtung arbeiten (◻ Tab. 1.1).

Es gibt nur zwei Orte im Körper, die Gluconeogenese betreiben können: die **Leber** und die **Niere**. Das macht insofern Sinn, als dass die Leber der universelle Ort des Energiestoffwechsels ist. Hier kommen also auch das Alanin und Laktat aus dem Muskel und das Glycerin aus dem Fettgewebe an, die dann in den Stoffwechsel einfließen können. Die Niere arbeitet relativ eigennützig, um das Nierenmark versorgen zu können.

Tab. 1.1 Wer-Wie-Was: Gluconeogenese

Wer	2 Alanin/Laktat, 2 CO_2, 2 GTP, 4 H_2O, 4 ATP, 0-2 NADH + H^+	Glycerin, 2 ATP, 2 NADH + H^+, 2 H_2O
Wo	Zytoplasma, Mitochondrium, endoplasmatisches Retikulum	Zytoplasma, endoplasmatisches Retikulum
Was	Synthese von Glucose	Synthese von Glucose
Wie	Synthese von Pyruvat ggf. unter Verbrauch von NAD^+, Umwandlung zu Phosphoenolpyruvat, Bildung von zwei phosphorylierten C3-Körpern, die fusionieren und sich schrittweise ihrer Phosphatgruppen entledigen	Phosphorylierung unter ATP-Verbrauch, Bildung von zwei phosphorylierten C3-Körpern, die fusionieren und sich schrittweise ihrer Phosphatgruppen entledigen
Wann	Metaboler Energiezustand	Metaboler Energiezustand
Warum	Aufrechterhaltung des BZ, Energie für obligate Glucoseverwerter	Aufrechterhaltung des BZ, Energie für obligate Glucoseverwerter

Erkennen kann man die Spezifität der Syntheseorte an ihrer einmaligen Enzymausstattung.

> Nur Leber, Niere und Darm sind fähig, mittels Glucose-6-phosphatase die Phosphatgruppe der Glucose als letzten Schritt abzuspalten.

Die Reaktion findet im endoplasmatischen Retikulum statt. Der Darm ist ebenfalls in Besitz des Enzyms, weil es genauso bei der Glykogenolyse (▶ Abschn. 1.2.3) benötigt wird – ebenfalls als finale Reaktion. Auch sind die drei die einzigen Gewebe mit hoher Aktivität der **Glycerin-Kinase**, der Darm nutzt das Enzym jedoch zur Vorbereitung des Glycerins für die Triacylglycerid(TAG)-Synthese (▶ Abschn. 2.1.2) (◻ Abb. 1.4).

Wie bereits erkennbar, beginnen die Stoffwechselwege an unterschiedlicher Stelle, je nachdem welchen Ausgangsstoff die Zelle nutzt.

- Alanin wird durch die Alanin-Aminotransferase (ALAT, auch Glutamat-Pyruvat-Transaminase, GPT) zu Pyruvat umgewandelt (1.1). Dabei wird α-Ketoglutarat verbraucht und Glutamat fällt an.
- Laktat hingegen wird durch die Laktatdehydrogenase zu Pyruvat oxidiert (1.2), NAD^+ (Nikotinamid-Adenin-Dinukleotid) nimmt die überschüssigen Elektronen auf.

Reaktionen im Mitochondrium

Pyruvat ist bereits ein C3-Körper, jedoch benötigt er noch eine energiereiche Phosphatgruppe. Dafür ist es nötig, im Mitochondrium einen C4-Körper zu bilden, denn das entsprechende Enzym muss im gleichen Zuge Kohlendioxid abspalten. Pyruvat gelangt mithilfe eines H^+-Symports in die Mitochondrienmatrix.

- Die Pyruvat-Carboxylase bildet Oxalacetat (2).

> Dieses kann wiederum die innere Mitochondrienmembran nicht passieren, weswegen einer von drei möglichen Shuttlen eingesetzt werden muss:

- Sowohl zytosolisch als auch mitochondrial gibt es die **Malat-Dehydrogenase** (3.2), welche Oxalacetat zu Malat oxidiert und nach Passage ins Zytosol die Reaktion wieder umkehrt (4.2). Dabei findet auch ein Transport von NADH + H^+ in dieselbe Richtung statt. Das kann

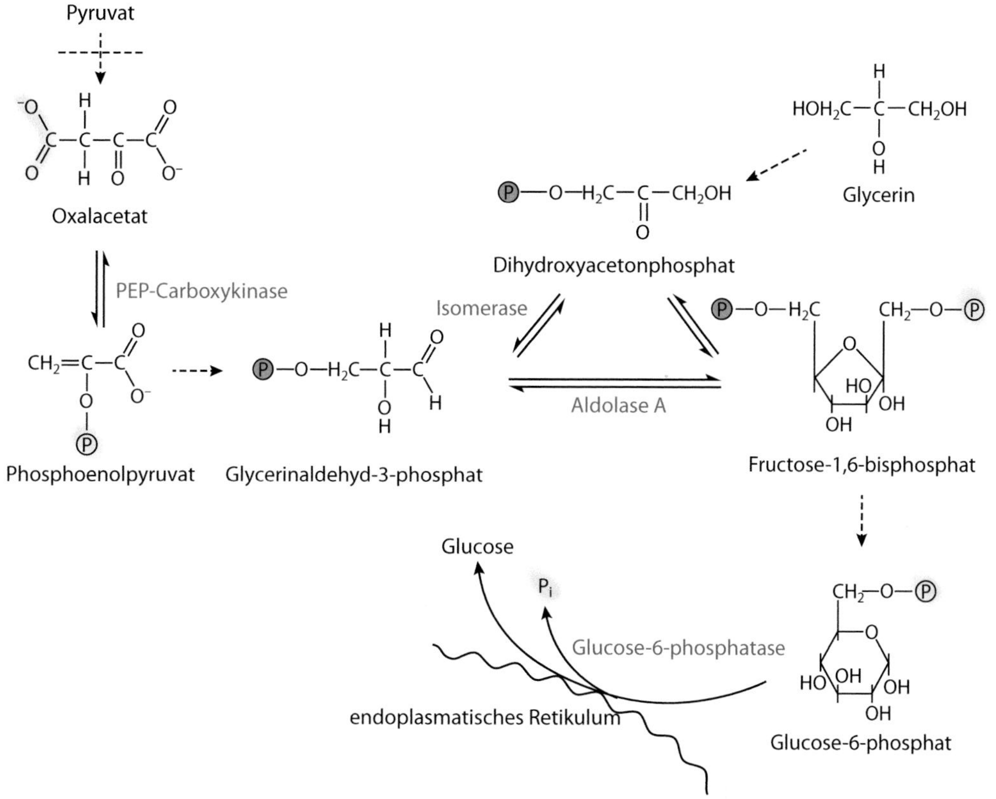

☐ Abb. 1.4   Übersicht der Gluconeogenese. Alanin als Vertreter der Proteine, Laktat als Energiemetabolit, und Glycerin aus dem Fettstoffwechsel können zur Synthese genutzt werden

in den folgenden Reaktionen der Gluconeogenese genutzt werden.

- Als zweite Möglichkeit kann Oxalacetat mit Acetyl-CoA zu Citrat reagieren. Die **Citrat-Synthase** nutzt dabei die Energie des freiwerdenden Coenzym A (CoA) (3.3). Nachdem das Citrat ins Zytosol gelangt ist, spaltet die **Citrat-Lyase** die Reaktion unter Verbrauch von Adenosintriphosphat (ATP) (4.3). Wichtig sind diese Transportformen auch für den Export von Acetyl-CoA im Zuge der Fettsäuresynthese (▶ Abschn. 2.1).
- Die einzige Umwandlung, die keine Protonen verschiebt oder Energie verbraucht, ist die **Aspartat-Aminotransferase** (ASAT, Glutamat-Oxalacetat-Transaminase, GOT). Da sie sowohl im

Mitochondrium als auch außerhalb existiert, gleicht sich ihr Ressourcenverbrauch direkt wieder aus und wird direkt als Antiporter verwendet (3.1 und 4.1).

❯ Abgesehen vom Weg über Citrat sind alle Reaktionen reversibel und laufen je nach Bedarf des Körpers und je nach Verfügbarkeiten der Substrate in die eine oder andere Richtung ab (☐ Abb. 1.5).

Reaktionen im Zytosol

- Oxalacetat kann endlich den Schritt zum energiereichen Phosphoenolpyruvat gehen, indem die **Phosphoenolpyruvat-Carboxykinase (PEP-CK)** Kohlendioxid

1

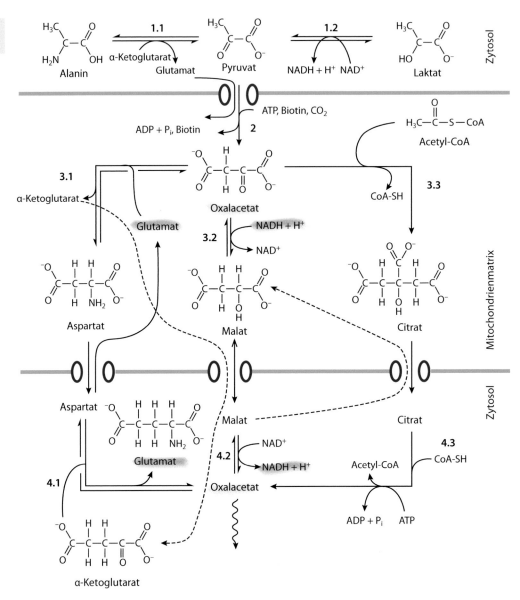

Abb. 1.5 Export von Oxalacetat aus dem Mito-chondrium. Es gibt drei Metabolite, die die innere Mitochondrienmembran passieren können: Aspartat, Malat und Citrat. Mit Oxalacetat zusammen kann so auch Acetyl-CoA oder NADH+ H$^+$ in das Zytosol verbracht werden

abspaltet und einen Phosphatrest eines Guanosintriphosphats (GTP) überträgt (1).
— Die ebenfalls entstandene C-C-Doppelbindung ist nun hinderlich und wird hydratisiert.

— In den folgenden drei bzw. vier Schritten wird das Molekül in seinem Aufbau grundlegend verändert. Der Phosphat-rest wird auf das 3. C-Atom versetzt (2,3), die Carboxylgruppe muss einer Aldehydgruppe weichen (4,5).

> Zu guter Letzt muss jedes 2. so gebildete Glycerinaldehyd-3-phosphat zu Dihydroxyacetonphosphat isomerisiert werden, denn für ihre Fusion benötigen sie unterschiedliche funktionelle Gruppen (6) (❏ Abb. 1.6).

> An dieser Stelle setzt erst der Syntheseweg des Glycerins ein.

– Es wird mittels Glycerin-Kinase zu Glycerin-3-phosphat phosphoryliert (1.1) und durch die Glycerin-3-phosphat-Dehydrogenase reduziert (2.1).
– Das entstandene Dihydroxyacetonphosphat kann im Umkehrschluss ebenfalls zu Glycerinaldehyd-3-phosphat isomerisiert werden (6). Nun gehen das ursprüngliche Glycerin, Alanin und Laktat eine gemeinsame Endstrecke.
– Die **Aldolase A** vereint beide zu Fructose-1,6-bisphosphat (7).
– Ein erster Phosphatrest wird durch die Fructose-1,6-bisphosphatase eliminiert (8).
– Danach kommt durch Isomerisierung Glucose-6-phosphat zustande (9).

Reaktion im endoplasmatischen Retikulum

– Im letzten entscheidenden Schritt hydrolysiert die bereits erwähnte Glucose-6-phosphatase die finale Phosphatgruppe (10).

Ohne die Abspaltung kann Glucose-6-phosphat die Zelle nicht verlassen, denn es

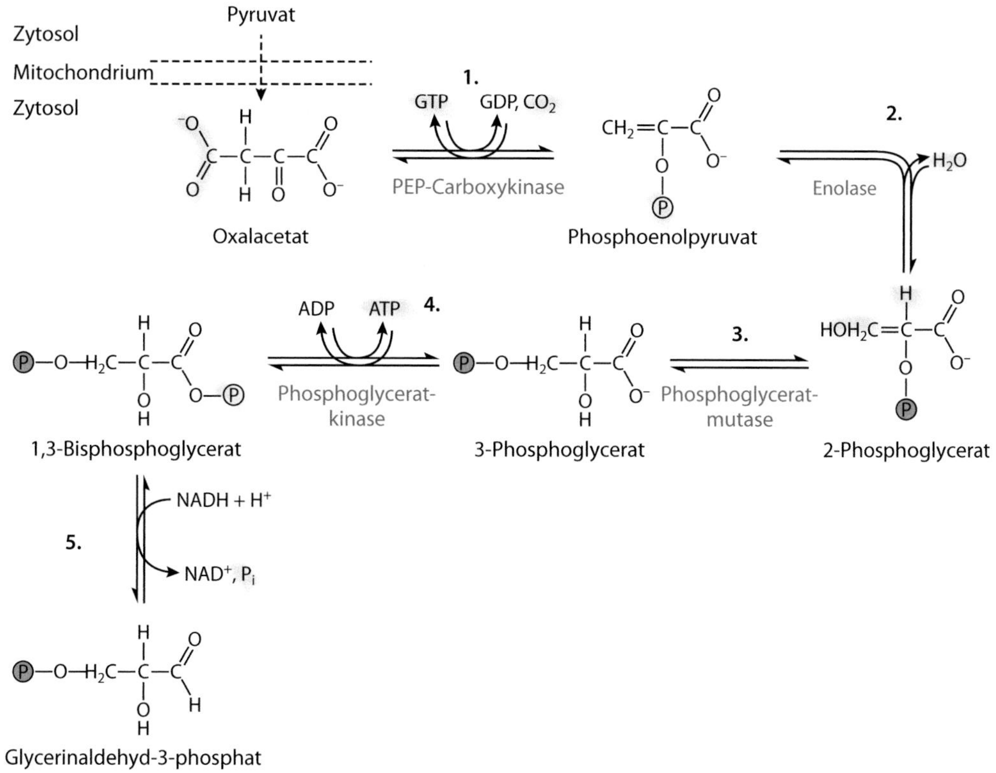

❏ **Abb. 1.6** Erste Schritte von Oxalacetat zu Glycerinaldehyd-3-phosphat

1

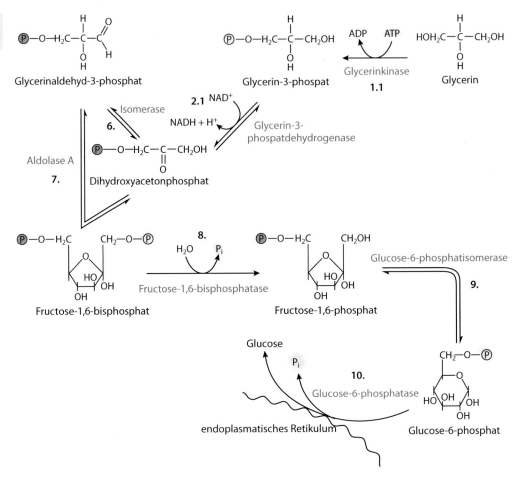

● **Abb. 1.7**   Erste und letzte Schritte der Gluconeogenese. Der Weg des Glycerins beginnt deutlich später als der von Oxalacetat. Nur die letzten vier Schritte sind immer gleich

gibt keine Transporter. Die freie Glucose kann über verschiedene Glukosetransporter (GLUT) in den Blutkreislauf eingehen und zu den obligaten Glucoseverwertern transportiert werden (● Abb. 1.7).

1.2   Kohlenhydratabbau/-umbau

Es ist nicht sofort nötig, aufgenommene Kohlenhydrate zu verwerten. Man stelle sich vor, der Körper würde das, was wir mit einer Mahlzeit aufnehmen, direkt wieder verfeuern. Es gäbe keine Reserven, zwischen energetischen Hochs läge jedes Mal eine

Tiefphase. Oder man müsste permanent essen, um den Blutzuckerspiegel aufrechtzuerhalten. Beide Szenarien wären wohl evolutionär untergegangen, denn schon die ersten Jäger und Sammler mussten oft längere Zeit ohne viel Nahrung auskommen.

Der Organismus hat also Strategien, die Nahrung zeitweise zu speichern. Nicht nur Fette und Proteine, sondern auch Kohlenhydrate können in den Zellen aufbewahrt werden. Allerdings mit begrenztem Raum und damit auch nur für einen Zeitraum von etwa 24 Stunden. Um die Glucose langsamer zur Verfügung zu stellen, können lange Kohlenhydratketten synthetisiert werden. Bei Bedarf kann Glucose Stück für Stück wieder freigesetzt werden.

Außerdem ist Glucose indirekt auch Baustein der Nukleotide, muss dafür jedoch in eine andere Form umgewandelt werden. Für alle genannten Zwecke gibt es entsprechende Stoffwechselwege, die in den folgenden Kapiteln abgehandelt werden.

1.2.1 Glykolyse

Nachdem der Darm die Nahrungskohlenhydrate bereits in Disaccharide zerlegt hat, spalten die Mukosazellen diese weiter in Monosaccharide auf. Die resorbierte Glucose hat bis dato noch keinen Nutzen erbracht, außer den Blutzuckerspiegel konstant zu halten bzw. zu steigern. Um final in den Citratzyklus zu gelangen und die ATP-Produktion der Atmungskette zu beliefern, muss zuerst ein schrittweiser Abbau erfolgen

(◻ Abb. 1.8). Monosaccharide treten je nach Gewebe durch verschiedene Transporter in die Zelle ein.

❯ Die GLUT-1, -3 und -4 befördern ausschließlich Glucose, GLUT-2 ist unspezifisch (◻ Tab. 1.2).

Schon zu Beginn des Abbaus gibt es je nach Gewebe einen entscheidenden Unterschied: Die Leber sowie die β-Zellen des Pankreas (Insulin produzierend) haben ein Isoenzym der allgemein arbeitenden **Hexokinase**, namentlich **Glucokinase** (1). Das bedeutet aber nicht, wie schon in der Einleitung des Kapitels erkennbar, dass die Hexokinase beliebige Hexosen verarbeiten könnte.

❯ Vielmehr soll es darauf hinweisen, dass Leber und β-Zellen eine deutlich niedrigere Affinität zu Glucose besitzen, sie also erst zuletzt mit der Glykolyse be-

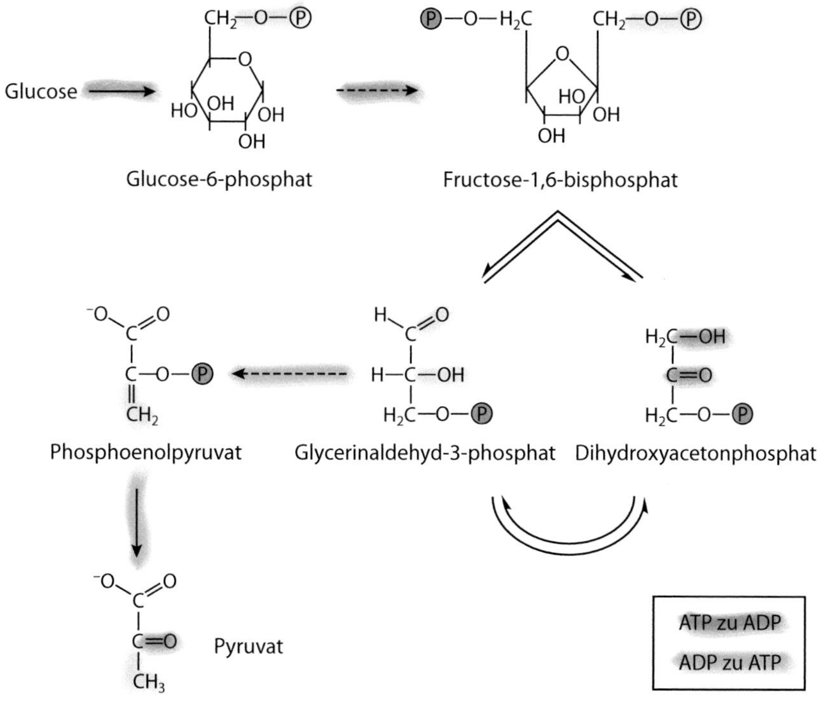

◻ **Abb. 1.8** Die Glykolyse hat auf den ersten Blick keine positive Auswirkung auf den Energiehaushalt, denn es wird genauso viel ATP gewonnen wie verloren. Die Energiegewinnung findet an anderer Stelle statt

1

◧ **Tab. 1.2**   Wer-Wie-Was: Glykolyse

Wer	Glucose, 2 NADH + H⁺, 2 ATP, 4 ADP
Wo	Zytoplasma
Was	Abbau von Glucose zu Pyruvat
Wie	Phosphorylierung (Energieübertragung) unter ATP-Verbrauch (×2) zur Spaltung in 2 C3-Körper, Konservierung der Energie mittels NADH + H⁺ und Umverteilung innerhalb des Moleküls unter ATP-Gewinn (×4) und Wasserabspaltung
Wann	Kataboler Energiezustand
Warum	Erste Energiefreisetzung (Molekülverkleinerung) mit geringstmöglichem Verlust in Form von Wärme, besonders wichtig für obligate Glucoseverwerter

ginnen. Dafür können sie jedoch von ihrem Reaktionsprodukt Glucose-6-phosphat nicht gehemmt werden.

Fallstrick

Wenn von hohen oder niedrigen Affinitäten die Rede ist, bezieht sich diese Aussage auf den K_m-Wert. Dieser wurde in Versuchsreihen ermittelt, mehr dazu findet sich in Band Zelle, ▶ Kap. 3. Grundsätzlich sind die Verhältnismäßigkeiten ausschlaggebender als die exakten Werte. Dabei verhalten sich K_m-Wert und Affinität immer gegensätzlich zueinander.

— Eine Isomerase macht aus der Pyranose eine Furanose, Fructose-6-phosphat (2).
    Darauf folgt erst der geschwindigkeitsbestimmende Schritt der gesamten Glykolyse. Begründen kann man das damit, dass die Phosphorylierung durch die Hexokinase auch der erste Schritt der

Glykogensynthese ist. Damit wäre es eine denkbar ungünstige Stelle zur Geschwindigkeitsregulation.

— Die **Phosphofructokinase 1 (PFK1)** weist mit ihrer Nummerierung darauf hin, dass es mindestens noch eine weitere Form dieses Enzyms geben muss (3). Die PFK2 hat regulatorische Funktionen die Glykolyse betreffend und wird erst später weiter erläutert. Wie bereits die Endung -kinase vermuten lässt, wird das Molekül wieder unter ATP-Verbrauch phosphoryliert. Wenn man sich Fructose-1,6-bisphosphat betrachtet, fällt die Symmetrie auf.

❯ Das ist das Ziel der bisherigen Schritte gewesen.

— Nun kann die Aldolase A – es gibt auch eine Aldolase B – das Molekül mittig spalten (4). Es entstehen die C3-Körper Glycerinaldehyd-3-phosphat und Dihydroxyacetonphosphat.
— Letzteres wird mittels Triosephosphat-Isomerase durch Vertauschen der Hydroxygruppe mit der Ketogruppe ebenfalls zu Gylercinaldehyd-3-phosphat umgewandelt (4.1) (◧ Abb. 1.9).

❯ Ab hier sind zwei identische Moleküle im Reaktionszyklus, weshalb jede Reaktion „doppelt" durchlaufen wird.

— Die erneute Phosphorylierung durch die Glycerinaldehyd-3-phosphat-Dehydrogenase (GA3PDH) erfolgt diesmal nicht unter ATP-Verbrauch (5). Im Gegenteil, im folgenden Schritt wird sogar ATP gebildet. GA3PDH bildet mithilfe von NAD⁺ und einer Schwefelwasserstoffgruppe(SH)-Gruppe einen Thioester, bei dessen phosphorolytischer Spaltung eine **Carbonsäure-Phosphorsäure-Anhydridgruppe** entsteht.
— Diese trägt genug Energie für die folgende Substratkettenphosphorylierung

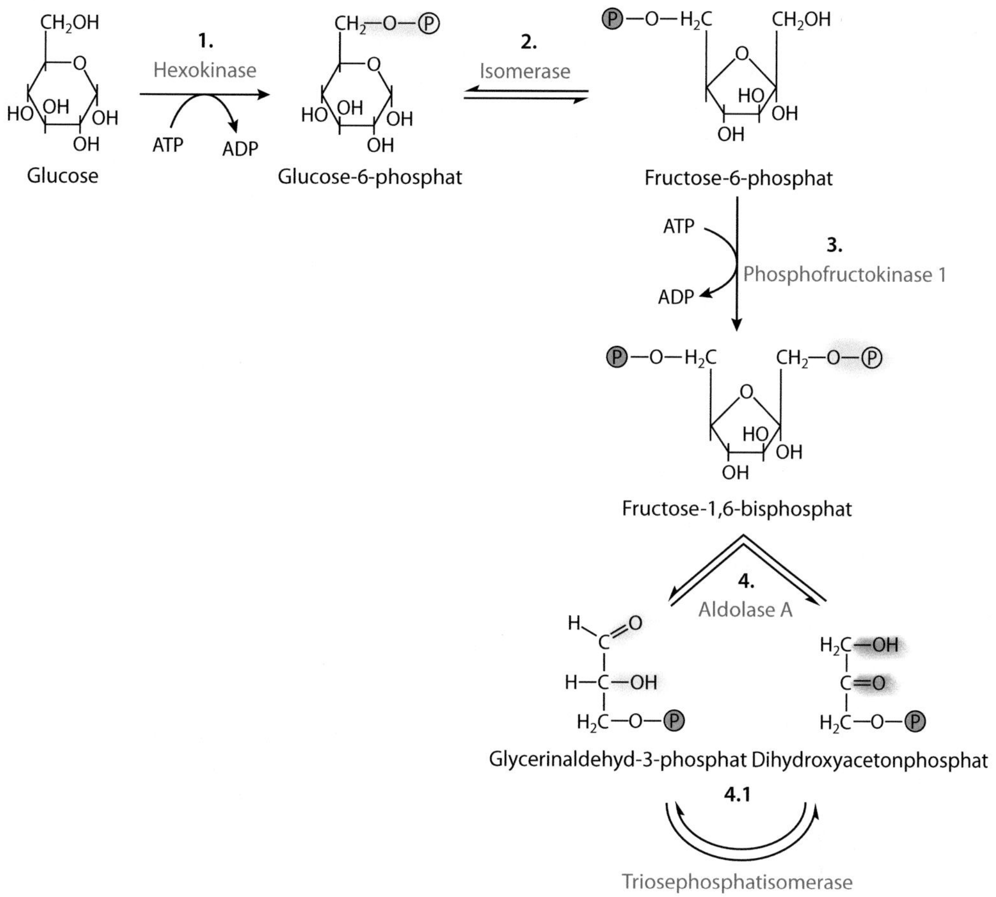

Abb. 1.9 Halbzeit bei der Glykolyse. Die ersten fünf Schritte Richtung Pyruvat sind vor allem energieaufwendig

des Adenosindiphosphats (ADP), die Reaktion der Phosphoglycerat-Kinase (6).

– Übrig bleibt 3-Phosphoglycerat, dessen Phosphatgruppe durch eine Mutase innerhalb des Moleküls versetzt wird (7).

– Eine Dehydratation mit Enolase macht das Phosphat wieder zu einer energiereichen Bindung (8), die erneut zur ATP-Bildung genutzt werden kann (9). Es entsteht das Zielprodukt Pyruvat, welches nun je nach Stoffwechsellage weiterverarbeitet werden kann (◘ Abb. 1.10).

> Die Glykolyse ähnelt offensichtlich stark der Gluconeogenese in umgekehrter Reihenfolge. Anders ist sie, weil drei ihrer Enzyme irreversible Reaktionen sind, die in der Gluconeogenese umgangen werden müssen: die Hexokinase direkt zu Beginn, die PFK1 kurz vor Bildung der C3-Körper und der letzte Schritt, die Pyruvat-Kinase.

■ **Energieausbeute**

Wer aufgepasst hat, hat direkt daran gedacht, dass das doppelte Durchlaufen der Phosphoglycerat-Kinase und der Pyruvat-

1

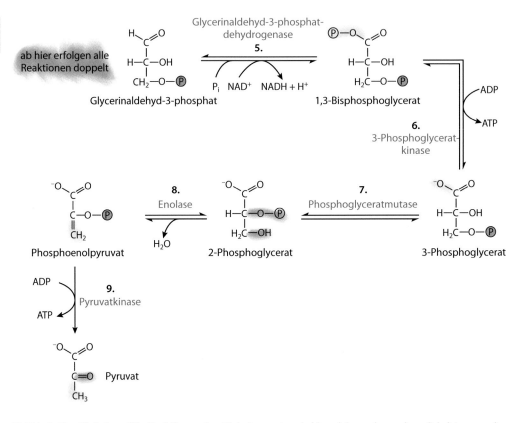

□ **Abb. 1.10** Glykolyse. Die Reaktionen der Glykolyse unterscheiden sich nur in wenigen Schritten von der Gluconeogenese – Phosphoenolpyruvat kann z. B. direkt zu Pyruvat umgesetzt werden

Kinase zur Bildung von vier ATP geführt hat. Damit ist der initiale Verlust von zwei ATP mehr als ausgeglichen. Das ebenfalls zweifach gebildete NADH+H$^+$ kann im Verlauf genauso energetisch umgesetzt werden. Allgemein werden jeweils ca. 2,5 ATP produziert (▶ Kap. 5.).

Bei einer Bilanzierung kann man also gegenüberstellen:

−2 ATP	−2 ATP
+2 NADH + H$^+$ ⟶	+5 ATP
+4 ATP	+4 ATP
	+7 ATP

Abhängig davon, ob dem Körper Sauerstoff zur Verfügung gestellt wird oder nicht, muss man jetzt **aerobe** und **anaerobe Glykolyse** unterscheiden. Zwar kommt in der Glyko-

lyse selbst kein O$_2$ vor, aber das soeben hervorgehobene NADH+H$^+$ kann bei Ausfall der Atmungskette nicht mehr zum benötigten NAD$^+$ oxidiert werden. In solchen Momenten bedienen sich die Zellen einer kurzfristigen Lösung, es wird Laktat gebildet. Dieses nimmt die zwei überschüssigen Elektronen auf, NAD$^+$ kann regeneriert werden.

Man kennt es aus dem Sport: Im ersten Moment (1 Minute) der körperlichen Anstrengung haben die Zellen ein relatives Sauerstoffdefizit, weil sich die Atemtätigkeit und Herzfrequenz noch nicht ausreichend an die Belastung angepasst haben. Vor allem die Muskelzellen brauchen jedoch direkt Energie. Es kommt zu einem plötzlichen Überschuss an Laktat, welches aus dem Muskel freigesetzt wird, um in der Leber

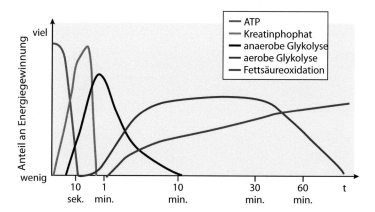

Abb. 1.11 Die Herkunft der Energie bei körperlicher Belastung. Die zeitliche Einordnung ist nur eine Näherung

wiederum in die Gluconeogenese eingespeist zu werden. Die aerobe Glykolyse, die im Citratzyklus fortgeführt wird, springt nach der ersten Minute an.

Gleiches, nur pathologisch, geschieht bei ischämischen Schädigungen, beispielsweise des Herzmuskels bei einem Myokardinfarkt. Deswegen wird der Laktatspiegel auch gerne zur Diagnostik herangezogen (■ Abb. 1.11).

Galaktose in der Glykolyse

Natürlich können auch die Isomere der Glucose verstoffwechselt werden, nachdem sie mit GLUT 2 in die Zelle gelangt sind. Dafür bedarf es allerdings einiger weiterer Enzyme, denn letztlicher Zielweg ist immer die Glykolyse der Glucose (■ Tab. 1.3).

– So wird Galaktose, die vor allem bei der Spaltung des Milchzuckers Laktose anfällt, mittels eines kleinen Kreislaufs in Glucose-1-phosphat umgesetzt. Die Phosphoglucomutase wandelt es in Glucose-6-phosphat um (4).

❯ Es wurde somit nur der erste Schritt der Glykolyse übersprungen.

– Der Kreislauf entsteht dadurch, dass die freie Galaktose initial zu Galaktose-1-phosphat phosphoryliert wird (1). Dabei wird ATP verbraucht.
– Das Molekül bekommt ein Uridindiphosphat (UDP) – im Austausch gegen den Phosphatrest – von UDP-Glucose durch die **Galaktose-1-phosphat-UDP-Transferase** übertragen (2).
– Ein Nachschub an UDP-Glucose für neue Galaktosemoleküle wird aus dem Angebot von Glucose-1-phosphat gespeist. Die **Glucose-1-phosphat-UTP-Transferase** verbraucht dabei Uridintriphosphat (UTP) (3).
– Per se ist noch gar keine Umwandlung der Galaktose erfolgt, sondern ein Glucosemolekül wurde stattdessen von seinem UDP-Rest befreit. Nichtsdesto-

1

◨ **Tab. 1.3** Wer-Wie-Was: Galaktosestoffwechsel

Wer	Galaktose, UDP-Glucose, 2 NADH + H$^+$, 2 ATP, 4 ADP	Galaktose, UDP-Glucose, 1 ATP	Galaktose, UDP-Glucose, 1 ATP, Glucose
Wo	Zytoplasma	Zytoplasma	Zytoplasma der laktierenden Mamma
Was	Abbau von Galaktose zu Pyruvat	Umbau von Galaktose zu UDP-Glucose	Synthese von Laktose aus Galaktose und Glucose
Wie	Phosphorylierung unter ATP-Verbrauch, Austausch eines UDP gegen Phosphat, erneute Phosphorylierung, Spaltung in 2 C3-Körper, Konservierung der Energie mittels NADH + H$^+$ und Umverteilung innerhalb des Moleküls unter ATP-Gewinn (×4) und Wasserabspaltung	Phosphorylierung unter ATP-Verbrauch, Austausch eines UDP gegen Phosphat, Epimerisierung, Einspeisung in Glykogensynthese (▶ Abschn. 2.2)	Phosphorylierung unter ATP-Verbrauch, Austausch eines UDP gegen Phosphat, Freisetzung des UDP durch Anlagerung von Glucose
Wann	Kataboler Energiezustand	Anaboler Energiezustand	Anaboler Energiezustand
Warum	Einfließen der anfallenden Galaktose in den Energiestoffwechsel	Aufbau kurzfristiger Glucosespeicher	Milchzuckersynthese für Muttermilch

trotz kann bei Bedarf eben jene UDP-Galaktose in UDP-Glucose epimerisiert werden (5).

— Diese wird der Glykogensynthese zuteil (6).

— In der **laktierenden Mamma** ist es nötig, dass die Zellen selbst Laktose für das Kind synthetisieren können. Entsprechend zweigt in solchen Momenten die gebildete UDP-Galaktose ab und tauscht den UDP-Rest gegen Glucose ein. Die Laktose-Synthase benötigt dazu keine weitere Energiequelle (7) (◨ Abb. 1.12).

Fructose in der Glykolyse

Fructose hat abgesehen vom allgemeinen Transportweg über GLUT 2 auch einen ganz eigenen Transporter, **GLUT-5**. Man sollte meinen, da bereits der zweite Schritt der Glykolyse eine Isomerisierung zu Fructose-6-phoshat ist, dass freie Fructose

an dieser Stelle bereits in den normalen Ablauf eintrete. Leider ist es aber nicht ganz so einfach (◨ Tab. 1.4).

❯ Fructose wird am ersten C-Atom zu Fructose-1-phosphat phosphoryliert und darauf direkt von der Aldolase B gespalten. Sie ist der Grund, weswegen Fructose nur in Leber und Niere verstoffwechselt werden kann, denn kein anderes Gewebe exprimiert das Enzym.

— Damit entstehen zwei ungleiche Partner – Glycerinaldehyd und Dihydroxyacetonphosphat. Letzteres tritt dann in den Ablauf der Glykolyse von Glucose ein, Glycerinaldehyd fehlt aber noch ein entscheidender Phosphatrest.

— Diesen erhält es mithilfe der **Glycerinaldehyd-Kinase**. Danach fährt es ebenfalls im regulären Mechanismus fort (◨ Abb. 1.13).

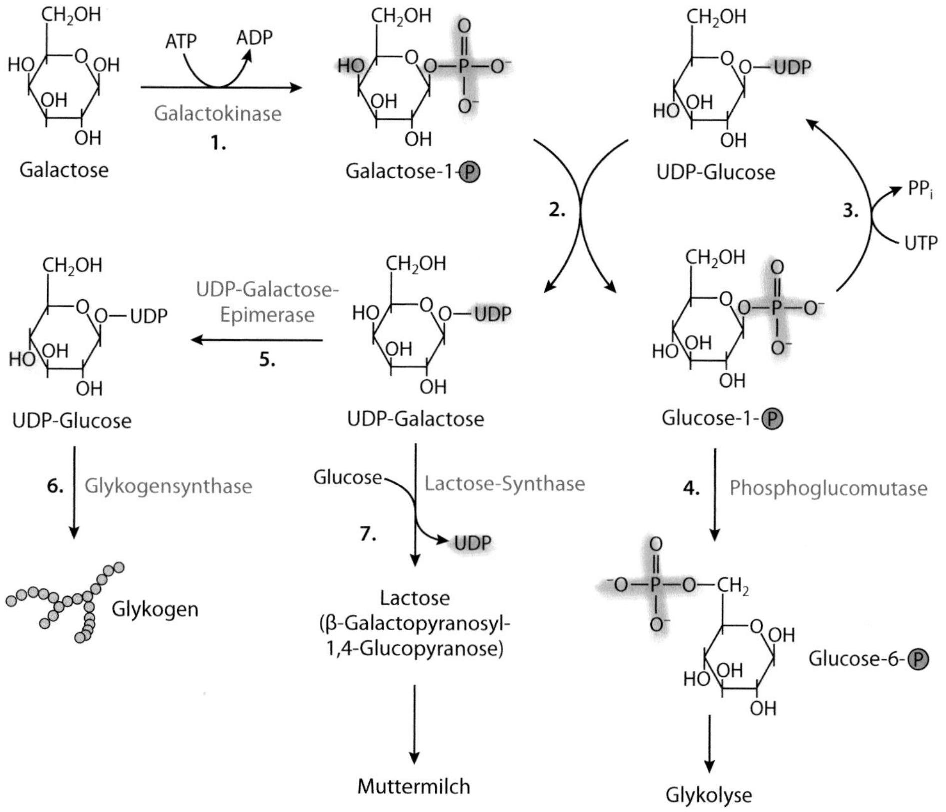

● **Abb. 1.12** Stoffwechselwege der Galaktose, Galaktose kann zwar zu Pyruvat abgebaut oder in Glykogeneingebaut werden, hat aber auch die besondere Eigenschaft unerlässlicher Bestandteil der Muttermilch zu sein – Laktose ist schließlich das Disaccharid aus Glucose und Galaktose

● **Tab. 1.4** Wer-Wie-Was: Fructoseabbau

Wer	Fructose, 2 NADH + H$^+$, 2 ATP, 4 ADP
Wo	Zytoplasma in Leber und Niere
Was	Abbau von Fructose zu Pyruvat
Wie	Phosphorylierung unter ATP-Verbrauch, Spaltung in 2 C3-Körper, Phosphorylierung des nicht phosphorylierten C3-Körpers, Konservierung der Energie mittels NADH + H$^+$ und Umverteilung innerhalb des Moleküls unter ATP-Gewinn (×4) und Wasserabspaltung
Wann	Kataboler Energiezustand
Warum	Einfließen der anfallenden Fructose in den Energiestoffwechsel

Regulation der Glykolyse

Viele Regelstellen der Glykolyse sind eng mit den anderen Energiestoffwechselwegen verbunden, weswegen sie erst zum Schluss in ▶ Abschn. 4.2.2 erläutert werden. Einige haben allerdings eine besondere Stellung, weswegen es Sinn macht, sie bereits zu verinnerlichen.

Erstes Feedback gibt es bereits auf Höhe des ersten Produkts Glucose-6-phosphat. Die Hexokinase wird durch seine Produkthemmung in ihrer Aktivität eingeschränkt. Zeitgleich werden die in den folgenden Abschnitten beschriebenen Glykogenstoffwechsel stimuliert.

❯ Das Schrittmacherenzym Phosphofructokinase 2 (PFK 2) und sein Gegenspieler

1

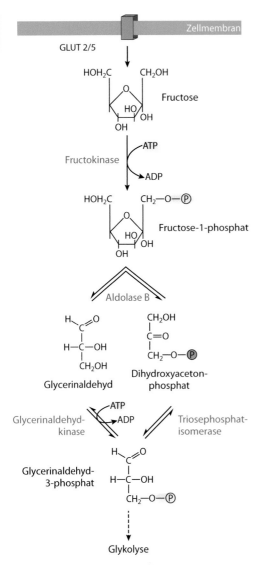

◻ Abb. 1.13 Fructoseabbau. Da die fructosespezifische Aldolase B nur in Niere und Leber exprimiert wird, kann Fructose nur dort verstoffwechselt werden

Fructose-2,6-bisphosphatase bilden eine ungleiche Einheit. Phosphorylierung durch die Proteinkinase A aktiviert einen der Gegenspieler, welcher das ist, variiert mit dem Gewebe.

So führt eine Phosphorylierung in der Leber zur Aktivierung der Bisphosphatase und

Hemmung der PFK 2. Die Reaktionsfolgen sind dann nicht Richtung Citratzyklus gerichtet, sondern Richtung Glucose, als transportables Energieäquivalent. Das hat seinen Sinn:

Phosphat als Hungersignal vermittelt in der Leber eine Bereitstellung von Energiesubstraten, statt sie selbst zu verbrauchen oder zu speichern. Es ist in erster Linie dafür verantwortlich, periphere Gewebe – insbesondere jene mit hohem Energieverbrauch und lebensnotwendigen Funktionen – zu versorgen.

Anders sieht es im Herzmuskel aus, der den Energiebedarf des Körpers mit einer gesteigerten Zufuhr von Sauerstoff und einem gesteigerten Abtransport von Kohlendioxid unterstützt. Dafür benötigt er selbst mehr Energie, weswegen eine Phosphorylierung in Herzmuskelzellen zu einer Steigerung der PFK 2 und Hemmung der Bisphosphatase einhergeht. Ankommende Glucose wird in den Citratzyklus eingeschleust und verbraucht. Die Phosphorylierung des Enzymkomplexes von PFK 2 und Bisphosphatase kann durch die Proteinphosphatase 1 wieder gelöst werden.

❯ Dass ein und dasselbe Enzym unterschiedlich aktiviert werden kann, hängt mit dem Ort der Phosphorylierung zusammen. In Herzmuskel und Leber werden unterschiedliche Serinreste phosphoryliert, was zu gegensätzlichen Signalen (Konformationsänderungen) führt.

In ▶ Abschn. 4.2.1 gibt es eine detaillierte Erläuterung und Abbildung zu den Aktivitätszuständen des Enzym-Duos.

Außerdem führt die Proteinkinase A durch Signalkaskaden von Phosphorylierungen zu einer Hemmung der Glykogensynthese und Aktivierung der Glykogenolyse. Damit wird verhindert, dass der Organismus seinem akuten Energiebedarf entgegenwirkt.

1.2.2 Glykgogensynthese

Hat der Körper eine Mahlzeit zu sich genommen, deren Kohlenhydratanteil nicht direkt benötigt wird, können die Gewebe Glucosespeicher anlegen. Damit die Glucose nicht ungehindert wieder die Zelle verlässt, wird eine platzsparende und fixierte Kohlenhydratkette in den Geweben synthetisiert. Glykogen ähnelt in seiner Struktur deutlich der Stärke (Amylose und Amylopectin) oder Cellulose, denn es gehört auch zu den **Homoglykanen**. Einziger Unterschied ist immer die Art der glykosidischen Bindung und das Vorhandensein von Verzweigungen (◘ Tab. 1.5).

❯ Glykogenin ist ein Protein, das eine eigene Glykosyltransferaseaktivität besitzt.

So werden bis zu 8 Glucosemoleküle gebunden, bis die Glykogen-Synthase ihre Aktivität aufnehmen kann.
- Die ATP-abhängige Phosphorylierung zu Glucose-6-phosphat erfolgt wie bei der Glykolyse durch die Hexokinase.

◘ Tab. 1.5	Wer-Wie-Was: Glykogensynthese
Wer	Glykogenin, Glucose, ATP, UTP
Wo	Zytoplasma, vor allem in Leber und Muskel
Was	Bildung von verzweigten Glucoseketten
Wie	Phosphorylierung von Glucose, Austausch des Phosphats gegen UDP, Anknüpfung von UDP-Glucose an Glykogenin/Glykogengerüst
Wann	Anaboler Energiezustand
Warum	Speicherform von Glucose für bis zu 48 h

- Die Phosphoglucomutase verschiebt den Phosphatrest auf das erste C-Atom.
- Die Energie für die Bindung an das Starter-Glykogenin oder die bereits bestehende Glykogenkette kommt von einem Uridintriphosphat, das unter Abspaltung von Pyrophosphat angeheftet wird.
- Die UDP-Glucose wird α-1,4-glykosidisch an die Kette gebunden, das freie UDP wird mithilfe von ATP regeneriert.
- Circa alle 10 Glucosemoleküle kommt zusätzlich eine α-1,6-glykosidische Bindung vom **Branching enzyme** (Amylo-1,4-1,6-Transglucosylase) hinzu, sodass das Molekül mit wenig Raum große Mengen an Glucose speichern kann (◘ Abb. 1.14).

1.2.3 Glykogenolyse

Sind die direkten Glucoseressourcen aufgebraucht, kann über ein bis zwei Tage das gespeicherte Glykogen verwendet werden, bevor die Gluconeogenese vonnöten ist. Ähnlich wie dessen Synthese ist der Abbau nicht kompliziert (◘ Tab. 1.6).
- Allgemein erfolgt die Ablösung der Glucosemoleküle durch phosphorolytische Spaltung, das heißt, die Glykogen-Phosphorylase hängt ein anorganisches Phosphat an das erste C-Atom (◘ Abb. 1.15).
- Das Glucose-1-phosphat wird wie bei der Synthese isomerisiert zu Glucose-6-phosphat, das dann wiederum mittels Glucose-6-phosphatase freie Glucose abspaltet.
- Vier Glucosemoleküle vor einer Verzweigung kann die Phosphorylase nicht mehr arbeiten, sodass das **Debranching enzyme** aktiv werden muss. Es kann als **Glucantransferase** alle restlichen α-1,4-glykosidischen Bindungen auf ein anderes Kettenende übertragen.

Abb. 1.14 Glykogen-
synthese. Damit die Kohlenhydratkette verlängert werden
kann, muss Glucose zu
UDP-Glucose „aktiviert"
werden

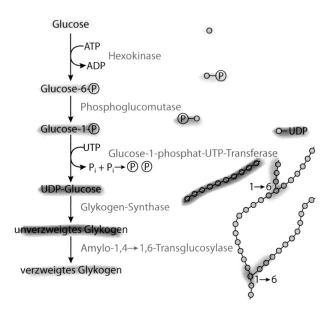

Tab. 1.6 Wer-Wie-Was: Glykogenolyse

Wer	Glykogen, anorganisches Phosphat
Wo	Zytoplasma, vor allem in Leber und Muskel
Was	Auslösen einzelner Glucosemoleküle aus Glykogen
Wie	Phosphorolytische Spaltung der endständigen Glucose und Dephosphorylierung, bei Verzweigung wird direkt Glucose freigesetzt
Wann	Kataboler Energiezustand
Warum	Konstanthaltung des Blutzuckerspiegels für max. 48 h

❯ Die übrige α-1,6-glykosidische Bindung
   löst ein anderer Teil des gleichen Enzymkomplexes, genannt Glucosidase.

— Dabei wird direkt freie Glucose gebildet,
   es sind keine Umwandlungen mehr nötig
   (■ Abb 1.16).

1.2.4 Pentosephosphatweg

Ein letzter Stoffwechselweg macht sich noch
die Hexokinase zunutze, um Glucose auf
ganz andere Art und Weise zu verwenden.
Bisher ging es direkt oder indirekt immer
um Energiezufuhr. Der Pentosephosphatweg hat mehrere Funktionen.

❯ So fällt als „Nebenprodukt" NADPH +
   H$^+$ an, welches insbesondere bei der
   Synthese von Steroiden gebraucht wird.

Wird das eigentliche Endprodukt Ribo-
se-5-phosphat für die **Nukleotidsynthese**
nicht benötigt, können andere Kohlenhydrate gebildet werden, die anderen Stoffwechselwegen zugeführt werden (■ Tab. 1.7).
   Der erste Schritt wurde also schon vor-
weggenommen.

❯ Glucose-6-phosphat-Dehydrogenase
   folgt als Schlüsselenzym und oxidiert das
   erste C-Atom unter Reduktion von
   NADP.

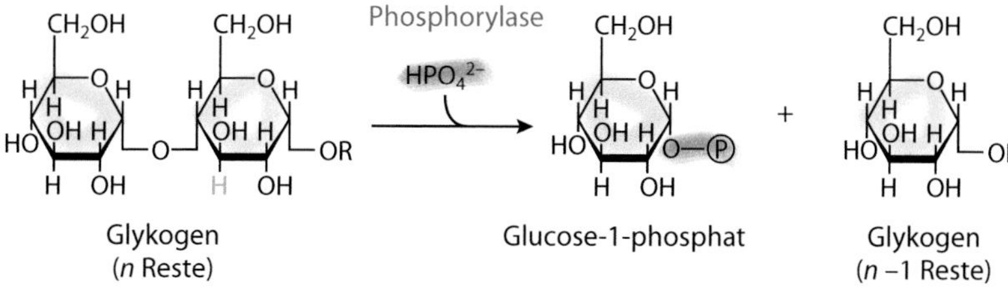

Abb. 1.15 Umgekehrt zur Synthese muss wieder Glucose-1-phosphat gebildet werden. (Aus Windisch PY 2017, Survivalkit Biochemie. Elsevier, mit freundlicher Genehmigung)

— Das entstandene 6-Phosphogluconolacton wird einer Ringöffnung unterzogen, indem sich Wasser anlagert.

— Eine erneute Oxidation durch Gluconat-6-phosphat-Dehydrogenase am C3-Atom führt auch zur Abspaltung von Kohlendioxid. Dabei wurde zum zweiten Mal NADPH + H$^+$ gebildet. Es ist ein C5-Körper entstanden, der nun beliebig umgeformt werden kann. Der **oxidative Teil** des Pentosephosphatwegs ist abgeschlossen (■ Abb. 1.17).

Der **nichtoxidative Teil** des Pentosephosphatwegs hat diverse Abzweigungen.

— Der geradeste Weg ist der von Ribulose-5-phosphat zu Ribose-5-phosphat durch Isomerisierung.

— Werden keine Nukleotidbausteine gebraucht, kann ein weiters Ribose-5-phosphat in Xylulose-5-phosphat epimerisiert werden. Eine **Transketolase** überträgt dann mithilfe eines Thiaminpyrophosphat 2 C-Atome der Xylulose auf die Ribose, sodass Sedoheptulose-7-phosphat und Glycerinaldehyd-3-phosphat entstehen.

— Letzteres könnte direkt in die Glykolyse oder Gluconeogenese einfließen, damit bliebe aber die Sedoheptulose übrig. Also werden i. d. R. beide mittels **Transaldolase** erneut gepaart und diesmal werden 3 C-Atome der Sedoheptulose übertragen. Erythrose-4-phosphat ist noch immer kein nützliches Produkt, aber das Fructose-6-phosphat kann nun anderen Stoffwechselwegen zugutekommen.

— Für das Erythrose-4-phosphat muss ein weiteres Xylulose-5-phosphat anfallen, das wieder über eben erwähnte Transketolase C-Atome abgibt. Wer mitgezählt hat, erkennt, dass ein C3- und ein C6-Körper entstanden sind, die universell in andere Kohlenhydratstoffwechsel eintreten können.

Mag der Pentosephosphatweg auf den ersten Blick auch verwirrend erscheinen, so nutzt er doch das volle Potenzial seiner Substrate aus (■ Abb. 1.18).

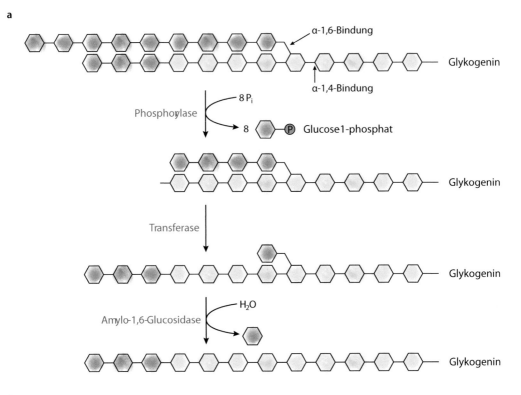

a

b

◻ Abb. 1.16   Spaltung von Glykogen und Reaktion der Amylo-1,6-Glucosidase. (Aus Windisch PY 2017, Survivalkit Biochemie. Elsevier, mit freundlicher Genehmigung)

◻ **Tab. 1.7** Wer-Wie-Was: Pentosephosphatweg

Wer	Glucose, 2 NADP, H_2O, ggf. Thiaminpyrophosphat
Wo	Zytoplasma
Was	Bildung von Kohlenhydraten unterschiedlicher Anzahl von C-Atomen
Wie	Wechselnde Dehydrierung und Hydratisierung, Abspaltung von CO_2 zu C5-Körper, Isomerisierungen, ggf. weitere Reaktionen (C-Atom-Übertragung zwischen unterschiedlichen Isomeren zu C3-, C4-, C6- und C7-Körpern)
Wann	Metaboler Energiezustand
Warum	Nukleotidsynthese, NADPH für reduktive Biosynthesen und Reparaturen

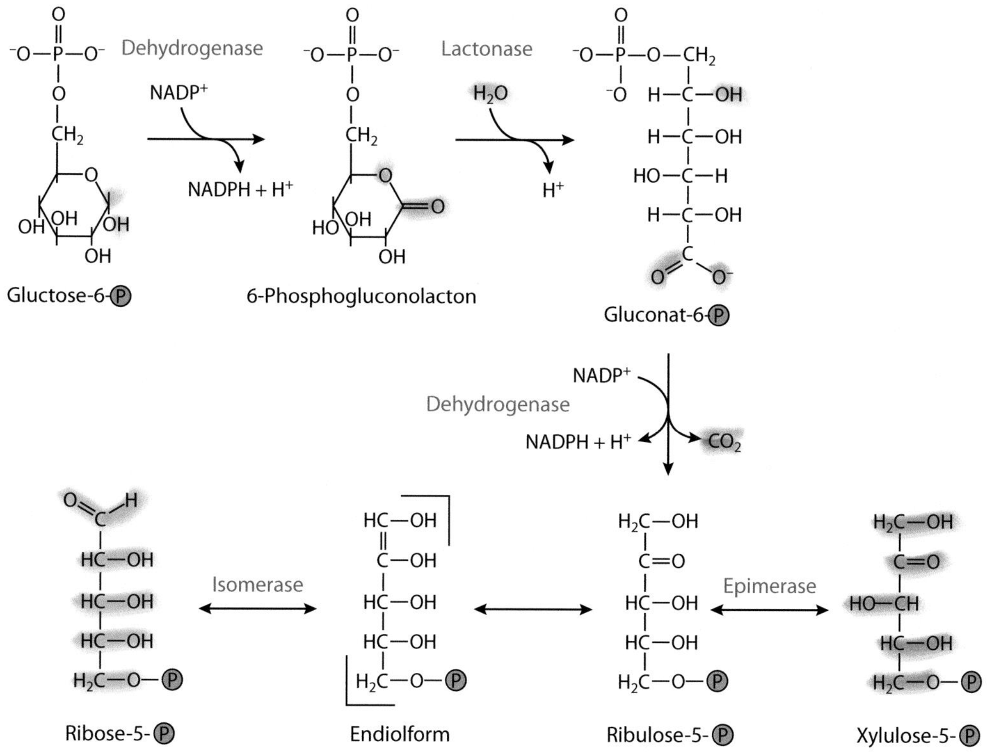

◻ **Abb. 1.17** Oxidativer Teil des Pentosephosphatwegs. Der Zweck der Reaktionen ist die Bildung von Reduktionsäquivalenten für andere Stoffwechselkreisläufe

1

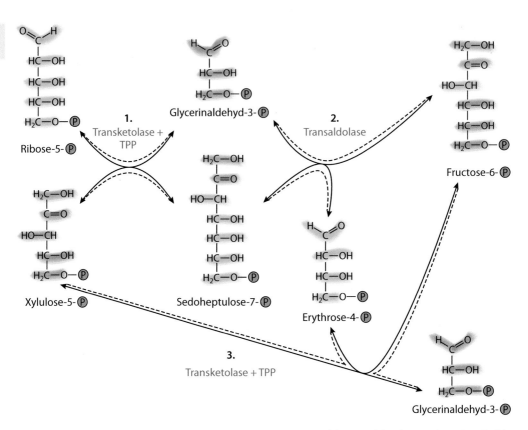

■ **Abb. 1.18**   Nichtoxidativer Teil des Pentosephosphatwegs. Die Reaktionsprodukte können je nach Bedarf in verschiedene Stoffwechselwege einfließen

Fette

Inhaltsverzeichnis

© Springer-Verlag GmbH Deutschland, ein Teil von Springer Nature 2021
F. Harmjanz, *Biochemie - Energiestoffwechsel*, https://doi.org/10.1007/978-3-662-60272-0_2

2

Fette, besser Lipide, sind eine Gruppe von Kohlenwasserstoffverbindungen, die hydrophobe (lipophile) Eigenschaften gemein haben (◘ Abb. 2.1). In der Ausprägung dieser Merkmale können sie variieren. Sie können sogar amphiphil sein (Beispiel Phospholipide) und sowohl einen lipophilen wie auch einen hydrophilen Anteil besitzen. Grundsubstanz aller Verbindungen ist **Acetyl-Coenzym A**.

Abgesehen von diesem gemeinsamen Nenner haben die Lipide so unterschiedliche Strukturen und Eigenschaften, dass man sie noch weiter unterteilen muss in:

— Fettsäuren
— Triacylglyceride
— Phospholipide
— Sphingolipide
— Isoprenoide
— Wachse

Auf die **Wachse** wird in diesem Buch nicht weiter eingegangen, es reicht zu wissen, dass sie aus langen einwertigen Alkoholen mit Estern langkettiger Fettsäuren bestehen. Sie werden zum Schutz der Haut in Talgdrüsen synthetisiert und sekretiert.

Fettsäuren, genauer Salze der Propionsäure (3 C), sind derzeit viel in den Medien, da sie als neues Therapeutikum bei MS erkannt wurden. Während langkettige Fettsäuren eher proinflammatorische Lymphozytenbildung auslösen, haben kurzkettige Fettsäuren eine genau entgegengesetzte Wirkung. Sie fördern die Bildung von regulatorischen T-Zellen (T_{reg}), die das Gleichgewicht Richtung anti-inflammatorischer T-Zellen verschiebt (mehr zum Immunsystem siehe Band Regulation, Blut, Krankheitserreger). Allgemein hat die Immuntherapie wieder deutlich an Bedeutung gewonnen.

❯ Fettsäuren, auch Monocarbonsäuren, sind durch eine lange unverzweigte Kohlenstoffwasserstoffkette mit einer Carboxylgruppe am Ende charakterisiert.

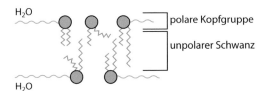

Fettsäure

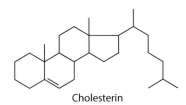

polare Kopfgruppe

unpolarer Schwanz

Phospholipiddoppelmembran

Cholesterin

◘ **Abb. 2.1** Lipide in ihrer Vielfältigkeit. Doppelmembranen aus amphiphilen Phospholipiden. Die Fettsäuren sind dabei hydrophob und lagern sich zusammen. Die Phosphatköpfe ragen zum wässrigen Milieu. Cholesterin als Hauptvertreter der Isprenderivate, Ausgangssubstanz für die Steroidhormone

Diese ist hydrophil, was jedoch nicht stark ins Gewicht fällt. Sie sind die Bausteine für einige der folgenden Lipiduntergruppen.

Es gibt **gesättigte** und **ungesättigte Fettsäuren**. Letztere haben C-C-Doppelbindungen. Diese verursachen ein deutlich anderes Verhalten der ungesättigten Fettsäuren.

❯ Je mehr Doppelbindungen eine Fettsäure hat, desto niedriger ist ihr Schmelzpunkt, aber je länger ihre Kohlenwasserstoffkette ist, desto höher ist er wiederum.

Doppelbindungen machen die Struktur starr, sie ist nicht mehr frei drehbar, und es entsteht ein „Knick" in der Kette. Das ist insbesondere für die Struktur und Funktion von Membranen von großer Bedeutung.

Der menschliche Organismus kann diese Doppelbindungen nur bis zu 9 C-Atome hinter der Carboxylgruppe einfügen.

Deswegen sind ungesättigte Fettsäuren mit Doppelbindungen jenseits des 9. Δ-C-Atoms (Δ weist auf eine Zählung ab der Carboxylgruppe hin) essenziell (🔳 Abb. 2.2).

Fallstrick

Auf manchen Lebensmittelverpackungen wird mit einem hohen Gehalt an ω-3- und -6-Fettsäuren geworben. Bei der ω-Zählweise wird vom entgegengesetzten Ende der Kohlenwasserstoffkette gezählt (am weitesten entfernt von der Carboxylgruppe). Sind die Verbindungen also entsprechend lang, weist das auf essenzielle Fettsäuren hin.

Triacylglyceride bestehen aus drei Fettsäuren, die mit dem dreiwertigen Alkohol Glycerin verestert sind. Es ist die natürliche Speicherform des Fetts (🔳 Abb. 2.3).

Tatsächlich steht das Wort „Fett" für diejenigen Triacylglyceride (TAG), die bei Raumtemperatur fest sind. Die flüssigen bezeichnet man als „Öl". Ihr Aggregatzustand hängt von verschiedenen Faktoren ab (siehe Fettsäuren). Die Synthese von TAGs zur Speicherung von freien Fettsäuren wird in ▶ Abschn. 2.1.2. ausführlich behandelt.

Denkstütze

Ester entstehen, wenn eine Säuregruppe mit einem Alkohol reagiert. Dabei wird Wasser abgespalten. Ist diese Verbindung reversibel, so spricht man auch von verseifbaren Lipiden. Diese Verseifung erfolgt mittels eines Katalysators (Base) und dem zuvor abgespaltenen Wasser.

Phospholipide, auch **Phosphoglyceride** oder **Glycerophospholipide**, bilden den Hauptbestandteil aller Membranen. Mit ihrer polaren Kopfgruppe, dem Phosphatrest, bilden sie eine Phospholipiddoppelmembran, die durch ihren amphiphilen Charakter besonders undurchlässig ist.

Auch hier ist der Grundbaustein wieder ein Glycerin, das allerdings nur mit zwei Fettsäuren verestert ist. Der dritte Ester entsteht mit der Phosphorsäure.

An dem Phosphatrest kann wiederum ein Ester entstehen. Beispiele für solche Phosphosäurediester sind in den nächsten Abbildungen dargestellt. Sie haben je nach Kopfgruppe noch gesonderte Funktionen, wie z. B. die Signaltransduktion (🔳 Abb. 2.4).

Phosphatidlyserin ist ein Membranbestandteil, der an der intrinsischen Signalkaskade der Apoptose teilnimmt. **Phosphatidylcholin** (Lecithin) trägt den größten Anteil der Membranlipide. **Phosphatidylethanolamin** kann nicht nur durch die Veresterung von Phosphatidsäure mit Ethanolamin gebildet werden, sondern auch durch die Decarboxylierung von Phosphatidylserin. Dies ist der einzige Unterschied zwischen den zwei Strukturen. **Phosphatidylinositol** ist ein gängiger Signaltransduktor, sofern er weitere Phosphatgruppen gebunden hat (Phosphatidylinositolbisphosphat und -trisphosphat).

Fallstrick

Achtung: Inositol ist ein zyklischer, sechswertiger Alkohol. Die Struktur ähnelt zwar den Zuckern, besitzt aber keine Carbonylgruppe und ist somit auch kein Halbacetal.

Sphingolipide benötigen als zentrale Struktur Sphingosin, einen **ungesättigten Aminodialkohol**. Hängt daran eine Fett-

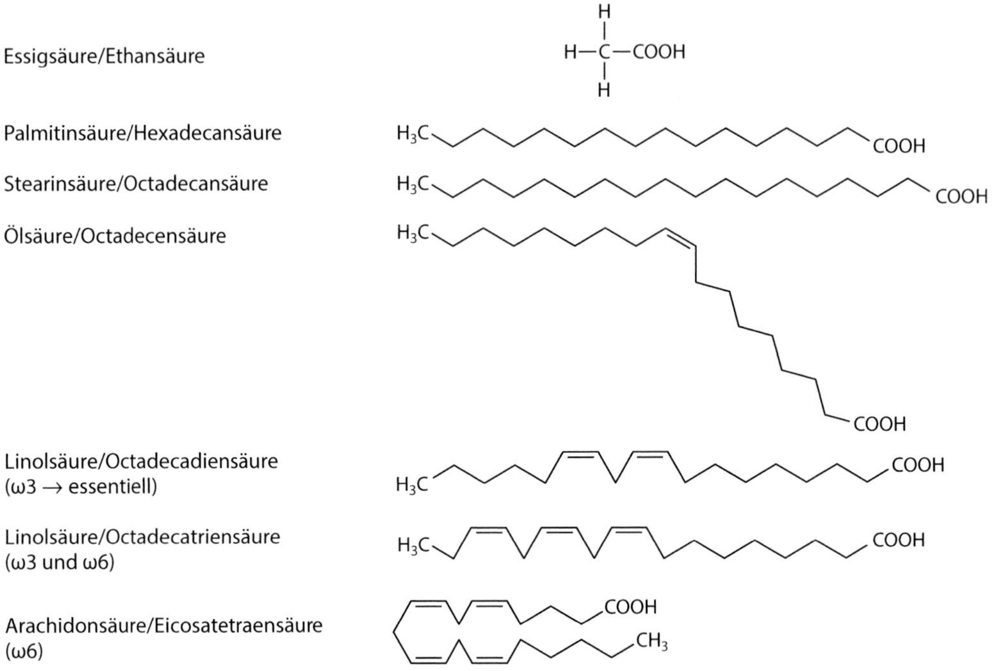

2

Essigsäure/Ethansäure

$$H-\underset{\underset{H}{|}}{\overset{\overset{H}{|}}{C}}-COOH$$

Palmitinsäure/Hexadecansäure H_3C ⌒⌒⌒⌒⌒⌒⌒ COOH

Stearinsäure/Octadecansäure H_3C ⌒⌒⌒⌒⌒⌒⌒⌒ COOH

Ölsäure/Octadecensäure H_3C ⌒⌒⌒⌒⌒⌒ COOH

Linolsäure/Octadecadiensäure
(ω3 → essentiell) H_3C ⌒⌒⌒═⌒═⌒⌒⌒ COOH

Linolsäure/Octadecatriensäure
(ω3 und ω6) H_3C ⌒═⌒═⌒═⌒⌒ COOH

Arachidonsäure/Eicosatetraensäure
(ω6)   ⌒═⌒═⌒ COOH / CH₃

◻ Abb. 2.2 Fettsäuren. Die wichtigsten gesättigten und ungesättigten Fettsäuren. Linol-, Linolen- und Arachidonsäure sind essenziell durch ihre Doppelbindungen

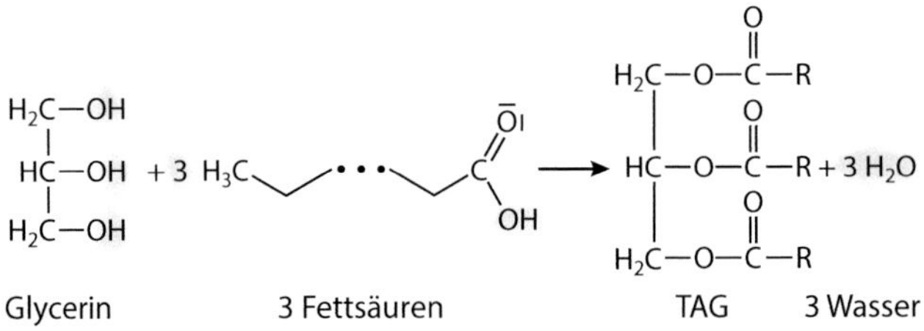

$$
\begin{array}{ccc}
H_2C-OH & & H_2C-O-\overset{\overset{O}{\|}}{C}-R \\
HC-OH \; + \; 3\,H_3C\!\smile\!\cdots\!\overset{\overset{\bar{O}|}{\|}}{C}\!-OH & \longrightarrow & HC-O-\overset{\overset{O}{\|}}{C}-R \; + \; 3\,H_2O \\
H_2C-OH & & H_2C-O-\overset{\overset{O}{\|}}{C}-R \\
\text{Glycerin} \qquad \text{3 Fettsäuren} & & \text{TAG} \qquad \text{3 Wasser}
\end{array}
$$

◻ Abb. 2.3 Kondensationsreaktion. Ausbildung von drei Estern zwischen Glycerin und den Fettsäuren

säure, die über ihre Carboxylgruppe eine Säureamidbindung ausbildet, spricht man von einem **Ceramid**. Ceramid ist wiederum das Grundgerüst aller weiteren Sphingolipide (namentlich der Sphingomyeline) und Glykolipide (◻ Abb. 2.5).

❯ Isoprenoide sind Moleküle, die sich aus der Grundstruktur eines oder mehrerer Isopren-Moleküle zusammensetzen. Die einfachste zusammengesetzte Struktur ist das Terpen, welches aus zwei Isoprenen besteht.

Dolichol besteht aus insgesamt 19 Isopreneinheiten und verankert Glykoproteine im endoplasmatischen Retikulum.

Auch **Steroide** sind Isoprenderivate (Triterpene), allerdings wird das Stadium der einzelnen Isoprene in einem größeren Reaktionsschritt übersprungen (► Abschn. 2.1.3). Zuletzt entsteht ein Ringsystem aus 5er- und 6er-Ringen, das **Sterangerüst** genannt wird. Am bekanntesten ist das **Cholesterin**. Es dient nicht nur als wichtiges Membranlipid, das maßgeblich die Fluidität beeinflusst, sondern auch als Ausgangsstoff

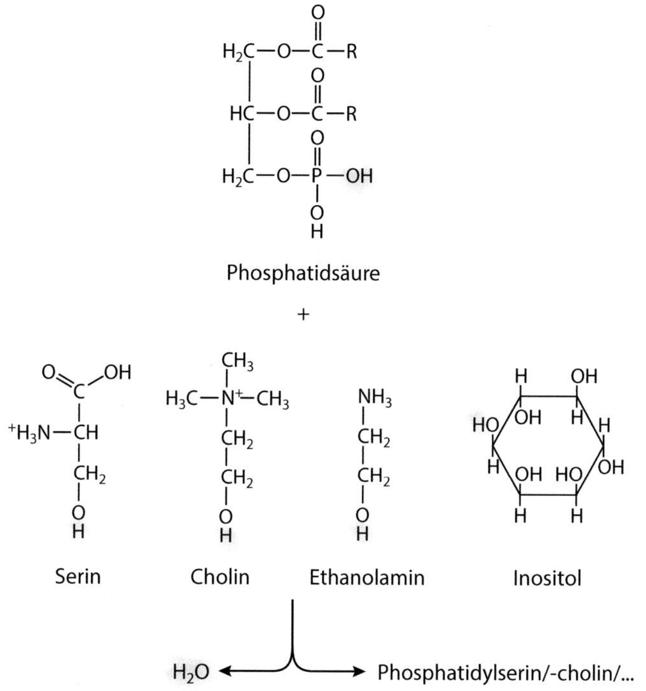

Abb. 2.4 Verschiedene Phosphodiester

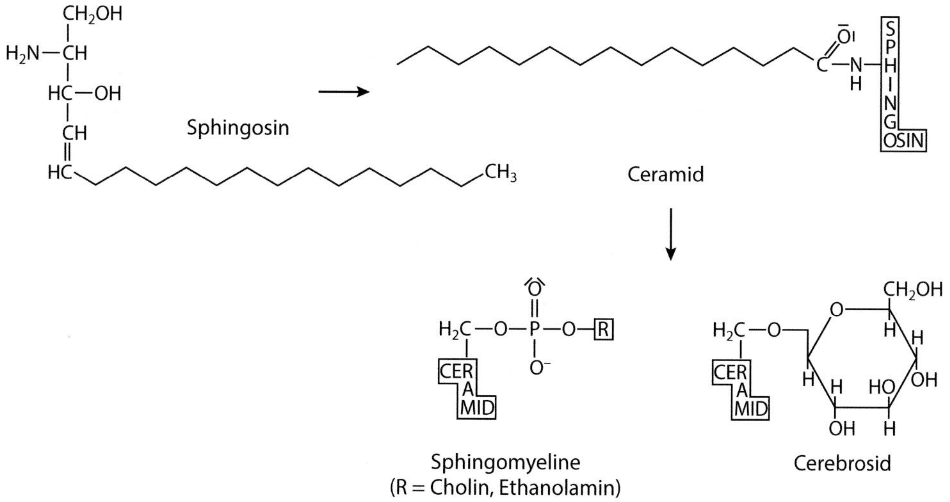

Abb. 2.5 Sphingolipide. Glykosphingolipide bestehend aus Ceramid mit einem Zucker nennt man Cerebrosid. Sind mehrere Zucker über glykosidische Bindungen angehängt, spricht man von Gangliosiden

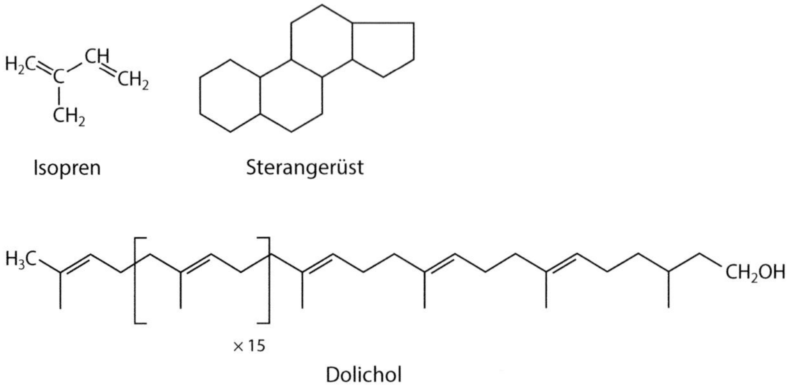

2

Abb. 2.6 Isoprenoide. Aus Isoprenderivaten werden viele verschiedene Stoffe gebildet

anderer Steroide. Drei der vier fettlöslichen Vitamine sind ebenfalls Terpene (◘ Abb. 2.6).

2.1   Fettsynthese

Wie Lipide grundsätzlich aufgebaut sind, sollte nun bekannt sein. Den Kern aller Strukturen, die Fettsäuren, gilt es vom Körper aufzunehmen oder je nach Bedarf selbst zu synthetisieren. Dies erfolgt nicht einfach als Umkehrreaktion der β-Oxidation der Fettsäuren, sondern ist ein gänzlich anderer Stoffwechselweg. An einer Stelle im Körper erfolgt er ständig, weil dort keine Fettsäuren hintransportiert werden können: im ZNS. Hier verhindert die Blut-Hirn-Schranke die Lieferung der für die Myelinscheiden wichtigen Bausteine.

Unverzichtbar neben dem universellen Energieträger ATP ist **NADPH + H⁺**, welches aus dem oxidativen Teil des Pentosephosphatwegs gespeist wird (▶ Abschn. 1.2.4).

> Es wird für die Reduktionen, also Anlagerung von Wasserstoffmolekülen, der Fettsäure-Synthase benötigt (◘ Abb. 2.7).

> Acetyl-CoA, das Ausgangssubstrat der Fettsynthese, muss mittels eines Shuttle-systems aus den Mitochondrien in das Zytoplasma transportiert werden.

Es fällt in der Matrix in hohen Mengen durch die Pyruvat-Dehydrogenase des Citratzyklus, durch die β-Oxidation der Fettsäuren oder beim Abbau ketogener Aminosäuren an.

> Acetyl-CoA kann die innere Mitochondrienmembran nicht passieren, aber Citrat kann im Austausch gegen Malat ins Zytosol.

— Acetyl-CoA muss entsprechend mit Oxalacetat zu Citrat kondensieren (1), um dann im Zytosol wieder gespalten zu werden (2).

— Danach kann das nun im Zytosol befindliche Oxalacetat wieder zu Malat dehydriert werden (3) und den Shuttle von außen bedienen. Allerdings wird damit ein Reduktionsäquivalent (NADH + H⁺) vom Zytosol in die Mitochondrienmatrix transportiert. Dieses wird dann wiederum für die Atmungskette verwendet.

— Eine andere Möglichkeit ist die weitere Reaktion des Malats im Zytosol zu Pyruvat. Es wird mit $NADP^+$ oxidativ decarboxyliert (4). Das entstehende NADPH wird bei der eigentlichen Fettsäuresynthese weiterverwertet.

$$8 \quad H_3C-\overset{O}{\overset{\|}{C}}-S-CoA \; + \; 14\,NADPH + H^+ \; + \; 7\,CO_2 \; + \; 7\,ATP \; + \; 7\,Biotin$$

$$1\text{„Starter"} \quad H_3C-\overset{O}{\overset{\|}{C}}-S-CoA \; + \; 7\;{}^-OOC-CH_2-\overset{O}{\overset{\|}{C}}-S-CoA \; + \; 14\,NADPH + H^+$$

$$H_3C\diagdown\!\diagup\!\diagdown\!\diagup\!\diagdown\!\diagup\!\diagdown\!\diagup\!\diagdown\!\diagup\!\diagdown\!\diagup\!\diagdown_{COOH} \; + \; 7\,H_2O \; + \; 7\,CO_2 \; + \; 14\,NADP^+$$

🔲 **Abb. 2.7** Entstehung der Palmitinsäure (16 C) aus 8 Acetyl-CoA bzw. einem Acetyl-CoA und 7 Malonyl-CoA

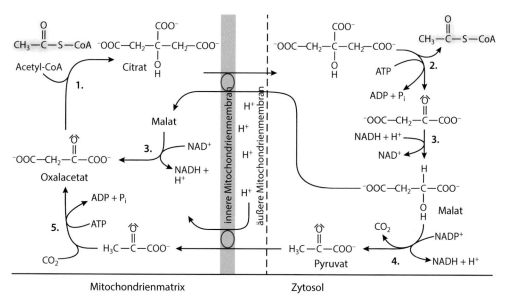

🔲 **Abb. 2.8** Export von Acetyl-CoA aus dem Mitochondrium ins Zytosol: *(1)* Citrat-Synthase, *(2)* Citrat-Lyase, *(3)* Malat-Dehydrogenase zytosolisch und mitochondrial, *(4)* Malatenzym, *(5)* Pyruvat-Carboxylase

❯ Dieser Weg wird vor allem wichtig, wenn eine vermehrte Fettsäuresynthese einen erhöhten Bedarf an Reduktionsäquivalenten bedingt, welcher nicht mehr durch den Pentosephosphatweg gedeckt werden kann.

— Der letzte Schritt, um den Kreis wieder zu schließen, ist der Symport des Pyruvats mit H^+ in die Mitochondrienmatrix und die Carboxylierung zu Oxalacetat (5) (🔲 Abb. 2.8).

Fallstrick

Wird ausschließlich Wasserstoff (H^+) von einem Substrat abgespalten, so ist es eine Dehydrierung. Das Substrat wird dehydriert. Die Umkehrreaktion ist eine Hydrierung.

Wird ein komplettes Wassermolekül abgespalten (H_2O), spricht man von einer Dehydratisierung. Das Substrat wird dehydratisiert. Die Rückreaktion ist eine Hydratisierung.

2.1.1 Lipogenese

Die **Lipogenese**, auch Fettsäuresynthese, erfolgt vorwiegend mittels eines großen **Multienzymkomplexes** (◻ **Tab. 2.1**). Dieser nennt sich **Fettsäure-Synthase**.

❯❯ Es gibt nur ein weiteres beteiligtes Enzym, die Acetyl-CoA-Carboxylase, das den geschwindigkeitsbestimmenden Schritt macht.

Die Fettsäure-Synthase ist ein **Homodimer**. Jede Untereinheit besitzt acht Domänen, von denen jeweils 7 eine **katalytische Aktivität** haben.

❯❯ Die achte Domäne ist ein Acyl-Carrier-Protein (ACP), welches eine zentrale Rolle in der Bindung der Substrate hat. Daran hängt die prosthetische Gruppe Pantethein, dessen Schwefelwasserstoffgruppe (SH) eine kovalente Bindung ausbilden kann.

Es wird auch von der **zentralen SH-Gruppe** gesprochen. Eine weitere **(periphere) SH-Gruppe** befindet sich an der Ketoacyl-Synthase, genauer an einem Cystein der Domäne (◻ Abb. 2.9).

— Zuallererst wird ein Acetylstartermolekül an die zentrale Schwefelwasser-

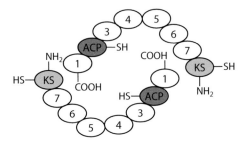

◻ **Abb. 2.9** Homodimer der Fettsäure-Synthase. *1)* Thioesterase, *2)* Acyl-Carrier-Protein, *3)* β-Ketoacyl-ACP-Reduktase, *4)* Enoyl-ACP-Reduktase, *5)* inaktive Ketoreduktase, *6)* β-Hydroxyacyl-ACP-Dehydratase, *7)* Malonyl-Acetyl-Transferase, *8)* β-Ketoacyl-ACP-Synthase

stoffgruppe gebunden. Dieses wird dann in einem Acyltransfer innerhalb des Multienzymkomplexes an die periphere SH-Gruppe übertragen (1).

— Die frei gewordene zentrale SH-Gruppe bindet Malonyl-CoA (2.2), welches von der Acetyl-CoA-Carboxylase aus einem weiteren Acetyl-CoA gebildet wurde (2.1).

❯❯ Jetzt hängt am peripheren SH ein Acetylrest und am zentralen SH ein Malonylrest.

— Um die beiden zu verbinden, muss die Carboxylgruppe des Malonyls in einer Kondensationsreaktion abgespalten werden (3) Die periphere SH-Gruppe ist wieder frei und bleibt es bis zum nächsten Zyklus.

❯❯ Die zentrale SH-Gruppe hat nun einen Acetacetylrest gebunden.

— In einer 1. Reduktion (4) wird die äußere Ketogruppe zu einer Hydroxylgruppe reduziert.
— Das entstandene 3-Hydroxybutyrat wird zu Enolat dehydratisiert (5).
— In einer 2. Reduktion wird die Doppelbindung zwischen den C-Atomen wieder gelöst (6). Es ist eine um zwei C-Atome längere Fettsäure entstanden.

◻ **Tab. 2.1** Wer-Wie-Was: Fettsäuresynthese

Wer	Acetyl-CoA (und Malonyl-CoA), NADPH+H$^+$, ATP, CO_2, Biotin
Wo	Zytoplasma
Was	Bildung von Fettsäuren (4–18 C)
Wie	Unter Verbrauch eines ATP und zweier NADPH pro Verlängerung um 2 C-Atome
Wann	Anaboler Energiezustand
Warum	Speicherung von Energie in TAGs, Membranbestandteile, Myelinscheiden (ZNS)

Im ersten Durchlauf entsteht also aus Ethansäure (2 C) Butansäure (4 C). Die Butansäure kann erneut in den Zyklus eingebracht werden (gestrichelter Pfeil) und übernimmt die Position des ursprünglichen Startermoleküls.

❯ Dieser Kreislauf kann bis zu einer Länge von 18 C-Atomen wiederholt durchlaufen werden (◧ Abb. 2.10).

Danach ist die Bindungskraft am Acyl-Carrier-Protein nicht mehr ausreichend und die Fettsäure löst sich ab.

> **Denkstütze**
>
> Acetyl-CoA wird auch aktivierte Essigsäure genannt. Sie ist nichts anderes als die kleinste Fettsäure Ethansäure, die an ein Coenzym A gebunden ist. Jede Bindung von Coenzym A an eine Fettsäure ist eine Aktivierung, weil sie energiereicher wird. Bei unterschiedlichen Kettenlängen spricht man allgemein von Acyl-CoA.

Synthese langkettiger Fettsäuren

Die Verlängerung von Fettsäuren erfolgt nach dem gleichen Prinzip wie die normale Fettsäuresynthese (◧ Tab. 2.2).

❯ Allerdings werden die Syntheseschritte nicht an einem einzigen Enzymkomplex wie der Fettsäure-Synthase durchlaufen, sondern jedes Enzym steht für sich am endoplasmatischen Retikulum.

Die sogenannten **Elongasen** haben die Möglichkeit, Ketten von 20 C-Atomen und länger zu bilden, weil sie nicht darauf angewiesen sind, das bereits bestehende Konstrukt an einer Bindungsstelle wie dem ACP zu halten.

❯ Alle Fettsäuren tragen stattdessen ein verestertes Coenzym A an ihrem Ende.

Synthese ungeradzahliger Fettsäuren

Ungeradzahlige Fettsäuren werden nur in geringem Maße benötigt, aber auch für diesen Fall hat der Körper eine eigene Herstellungsmöglichkeit geschaffen: Statt des normalerweise genutzten **Startermoleküls** Acetyl-CoA (2 C!) wird **Propionyl-CoA** (3 C!) verwendet. Bei konstanter Verlängerung um je zwei C-Atome bleibt die entstehende Fettsäure ungeradzahlig (◧ Tab. 2.3).

❯ Das zeigt allerdings auch, dass die Entscheidung für gerad- oder ungeradzahlig immer schon zu Beginn der Synthese feststeht.

Synthese ungesättigter Fettsäuren

Wie bereits erwähnt, können Doppelbindungen nur bis zum 9. Δ-C-Atom vom Körper eingefügt werden. Das hängt damit zusammen, dass es im menschlichen Organismus nur drei unterschiedliche **Desaturasen** gibt (◧ Tab. 2.4).

❯ Im Zusammenspiel mit dem zuvor beschriebenen Elongationssystem können jedoch weitaus mehr als 3 Doppelbindungen synthetisiert werden, die in variablem Abstand zueinanderstehen.

❯ Sinn der Doppelbindungen ist es, die Membranfluidität zu erhöhen, sie quasi flüssiger zu machen.

Der entstehende Knick in der Fettsäurekette macht es möglich, dass die Moleküle aneinander vorbeigleiten. Die **Desaturasen** Δ^5, Δ^6 und Δ^9 befinden sich am **endoplasmatischen Retikulum**. Sie sind Enzymkomplexe, denn vor der eigentlichen Desaturierung muss in einer Kettenreaktion die Übertragung von Elektronen stattfinden.

2

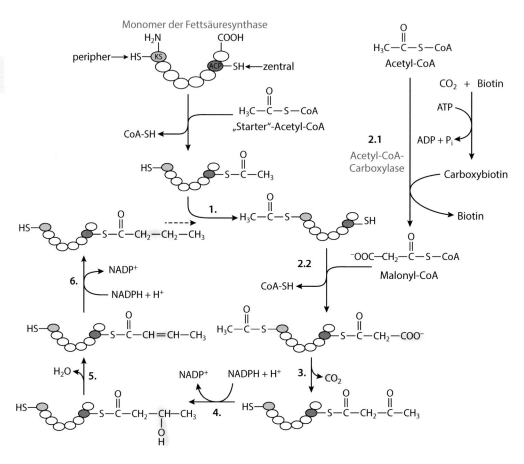

Abb. 2.10 Reaktionsschritte an der Fettsäure-Synthase. *1)* Acyltransfer, *2)* Malonyltransfer, *3)* Kondensation, *4)* 1. Reduktion, *5)* Dehydratisierung, *6)* 2. Reduktion. Die Acetyl-CoA-Carboxylase ist der geschwindigkeitsbestimmende Schritt der Fettsäuresynthese. Malonyl-CoA ist ein carboxyliertes Acetyl-CoA

Tab. 2.2 Wer-Wie-Was: Synthese langkettiger Fettäuren

Wer	Acyl-CoA, Malonyl-CoA, NADPH + H$^+$
Wo	Endoplasmatisches Retikulum
Was	Verlängerung kurzkettiger Fettsäuren
Wie	Verbrauch eines ATP und zweier NADPH pro Verlängerung um 2 C-Atome
Wann	Anaboler Energiezustand
Warum	Speicherung in TAGs, Einführung weiterer Doppelbindungen

Tab. 2.3 Wer-Wie-Was: Synthese ungeradzahliger Fettsäuren

Wer	„Starter" Propionyl-CoA, Malonyl-CoA, NADPH + H$^+$
Wo	Zytoplasma
Was	Bildung ungeradzahliger Fettsäuren
Wie	Verbrauch eines ATP und zweier NADPH pro Verlängerung um 2 C-Atome
Wann	Anaboler Energiezustand

- Ein NADPH + H$^+$ gibt seine Elektronen an **FAD** (Flavin-Adenin-Dinukleotid) ab, das Coenzym der **NADPH-Cytochrom-b$_5$-Reduktase** ist (1).
- Danach kommt die **Cytochrom-b$_5$-abhängige Monooxygenase** zum Einsatz. Monooxygenasen sind dadurch gekennzeichnet, dass sie nur ein O-Atom von O$_2$ benötigen, um das Substrat zu oxidieren. Das zweite O-Atom reagiert zu H$_2$O. Daher werden sie auch als mischfunktionelle Oxygenasen bezeichnet. In diesem speziellen Fall reagieren beide O-Atome zu Wasser, allerdings mit Elektronen unterschiedlicher Herkunft. Durch die Elektronenübertragung wird das Häm-Eisen des Cytochrom b$_5$ zu seiner zweiwertigen Form reduziert (2).

- Von dort wandern Elektronen auf ein zweikerniges Eisenzentrum (zwei Fe^{3+} nahe beieinander) der Desaturase (3).
- Dieses Elektronenpaar reagiert mit dem ersten Sauerstoffatom und ermöglicht zugleich das Herauslösen eines weiteren Elektronenpaars aus dem Acyl-CoA. Diese bilden mit dem zweiten Sauerstoffatom zusammen ebenfalls Wasser (4).

❯ Zusammengefasst müssen 2 Elektronen des NADPH + H$^+$ und 2 Elektronen des Acetyl-CoA mit einem Sauerstoffmolekül reagieren. Dabei entsteht die Doppelbindung, aus Acyl-CoA ist Enoyl-CoA geworden (◘ Abb. 2.11).

2.1.2 TAG-Synthese

Im Körper entsteht **Triacylglycerin** nicht einfach aus der Veresterung von 3 Fettsäuren mit Glycerin wie in der schematischen Zeichnung der Einleitung dargestellt.

❯ Das hängt damit zusammen, dass einerseits Nahrungsbestandteile in unterschiedlicher Form vorliegen und andererseits die Fettsäuren aktiviert werden müssen, damit sie die nötige Energie für die Veresterung besitzen (◘ Tab. 2.5).

Allgemein gibt es zwei Wege, auf denen TAGs synthetisiert werden können: Über

◘ **Tab. 2.4** Wer-Wie-Was: Synthese ungesättigter Fettsäuren

Wer	Acyl-CoA, NADPH + H$^+$, FAD, 4 Fe^{3+}, O$_2$
Wo	Endoplasmatisches Retikulum
Was	Einführung von Doppelbindungen
Wie	2 Elektronen auf Desaturase übertragen, weitere 2 Elektronen vom Acyl-CoA, alle 4 reagieren mit Sauerstoff
Wann	Anaboler Energiezustand
Warum	z. B. Bedarf von mehr Membranfluidität

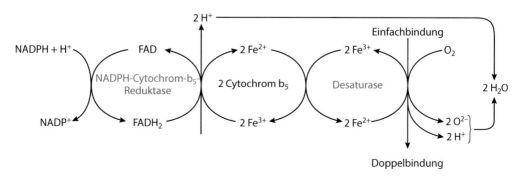

◘ **Abb. 2.11** Einfügen von Doppelbindungen durch Desaturaseenzymkomplex

2

◘ Tab. 2.5	Wer-Wie-Was: TAG-Synthese	
Wer	Glycerin-3-phosphat, 3 Acyl-CoA, 3–4 ATP, ggf. ein NADH + H^+	Monoacylglycerin, 2 Acyl-CoA, 2 ATP
Wo	Glattes ER	
Was	Bildung von Speicherfett	
Wie	Verbrauch von 3 ATP zu AMP, NADH+H^+/ATP zu ADP	Verbrauch von ATP zu AMP
Wann	Anaboler Energiezustand	
Warum	Hoher Energiegehalt auf engstem Raum	

Glycerin-3-phosphat (◘ Abb. 2.12) oder über **Monoacylglycerin** (◘ Abb. 2.13). Beide bilden das vorletzte Produkt **Diacylglycerin**. Das Monoacylglycerin stammt aus der Verdauung von Triacylglyceriden durch die intestinalen Lipasen (Pankreas-Lipase). Dabei wird keine Energie verbraucht, die Lipase benötigt allerdings ein bestimmtes Milieu, um aktiv werden zu können.

Der weitaus gängigere Weg, weil ubiquitär nutzbar, ist der mittels Glycerin-3-phosphat (G3P). Dabei gibt es jedoch wiederum zwei Möglichkeiten der Bildung, je nachdem in welchem Organ man sich befindet.

— **Leber, Niere, Darmmukosa** und die **laktierende Brustdrüse** können direkt aus Glycerin mittels der Glycerinkinase (1.1) unter ATP-Verbrauch Glycerin-3-phosphat bilden. Das Glycerin stammt hierbei entweder aus dem Abbau von TAGs oder direkt aus der Nahrung.

— Ansonsten stammt das G3P aus dem Glucosestoffwechsel, bei dem am Dihydroxyacetonphosphat durch die Glycerin-3-phosphat-Dehydrogenase (1.2) eine Reduktion erfolgt (◘ Abb. 2.12).

— Die zu verbauenden Acyl-CoAs stammen aus der Reaktion von Fettsäuren mit ATP (Reaktion 1). Der Name des Enzyms ist entsprechend leicht abzuleiten: Acyl-CoA-Synthetase.

— Die im Zwischenschritt gebildeten Acyladenylate entledigen sich dann ihres

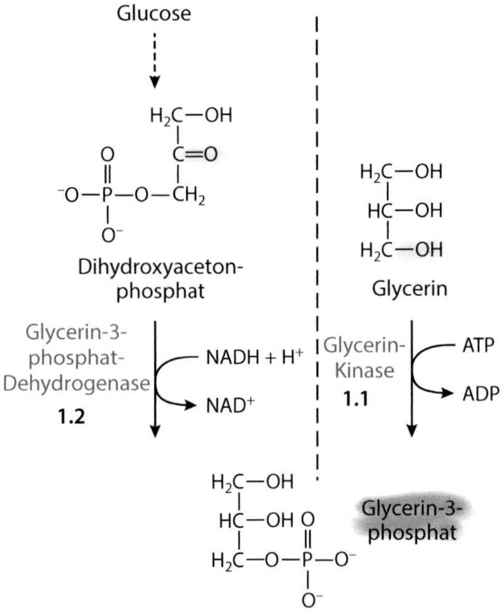

◘ **Abb. 2.12** TAG-Synthese. Schrittweise werden dem Glyceringerüst aktivierte Fettsäuren unterschiedlicher Art und Länge angehängt

Adenosinmonophosphats (AMP) und werden durch Coenzym A ersetzt (Reaktion 2) (◘ Abb. 2.13).

❯ Das Diacylglycerin ist ein besonders wichtiges Produkt, denn dort vereinen sich nicht nur die beiden Synthesewege, sondern es ist auch Ausgangsstoff für die Phospholipidbiosynthese und dient als Signalmolekül (Band Regulation, Blut, Krankheitserreger, ► Kap. 1).

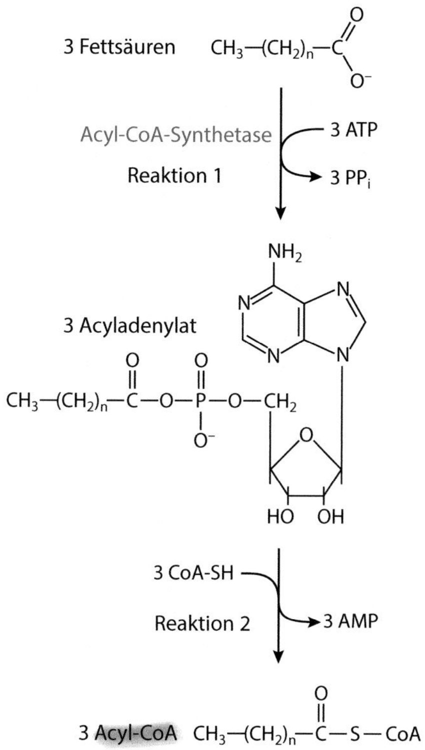

Abb. 2.13 G3P kann sowohl aus Glycerin als auch aus dem DHAP des Glucosestoffwechsels generiert werden

— Glycerin-3-phosphat erhält erst die zwei Acyl-CoA durch Acyltransferasen, bevor der Phosphatrest unter Einsatz von einem Wassermolekül abgespalten werden kann und Diacylglycerin entsteht. Seine Zwischenprodukte heißen Lysophosphatidat (eine Fettsäure) und Phosphatidat (zwei Fettsäuren).

— Dem Diacylglycerin wird zuletzt wieder durch eine Acyltransferase die dritte Fettsäure angehängt (Abb. 2.14).

2.1.3 Cholesterinsynthese

Die Biosynthese von Cholesterin, dem Grundbaustein so vieler weiterer Moleküle, ist komplex und besteht aus vielen Reaktionsschritten. Glücklicherweise sind dabei nicht alle von hoher Relevanz, sodass man es auf ca. 10 grundsätzliche Reaktionen herunterbrechen kann.

Ungewünschte Bekanntheit hat das Cholesterin durch seinen Einfluss auf die Blutgefäße erlangt – dauerhaft erhöhte Blutwerte steigern das Risiko von Atherosklerose und den kardiovaskulären Folgeerkrankungen enorm. Eine leitliniengerechte Therapie bei aufgetretenen Verschlüssen beinhaltet u. a. die Gabe von Statinen. Diese sind Strukturanaloga des Cholesterins und geben somit ein „falsches" Signal der Produkthemmung (kompetitiv) zum wichtigsten Enzym der Synthese: der **HMG-CoA-Reduktase** (Hydroxymethylglutaryl-Coenzym-A-Reduktase) (Abb. 2.15 und Tab. 2.6).

— Zuerst kondensieren zwei Acetyl-CoA zu Acetacetyl-CoA, katalysiert durch die **Acetyl-CoA-Acetyltransferase** (zytosolische ACAT) (1).

— Ein weiteres Acetyl-CoA wird durch die **β-Hydroxy-β-Methylglutaryl-CoA-Synthase** (HMG-CoA-Synthase) angefügt (2).

❯ Darauf folgt direkt der geschwindigkeitsbestimmende Schritt: Die HMG-CoA-Reduktase reduziert das HMG-CoA mit 2 NADPH + H^+ zu Mevalonat (3) unter Abspaltung von Coenzym A.

— Dies ist, wie bereits erwähnt, die wichtigste Messstelle des Körpers, um den Bedarf an Cholesterin zu ermitteln. Bei ausreichend Cholesterin erfolgt eine Produkthemmung.

— Das Mevalonat wird durch die Mevalonatkinase (4) und die Phosphomelavonatkinase (5) zweifach phosphoryliert.

— Das entstandene 5-Pyrophosphomevalonat wird noch ein weiteres Mal kurzzeitig am 3'-OH phosphoryliert, um es direkt zu dehydrieren und Kohlendioxid

2

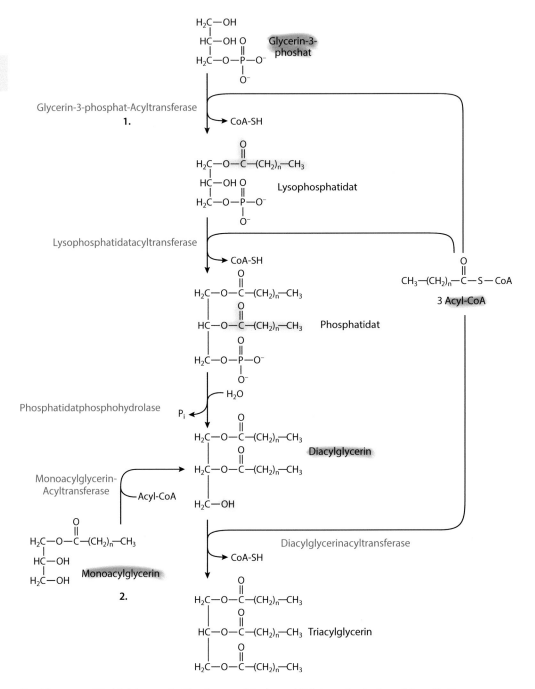

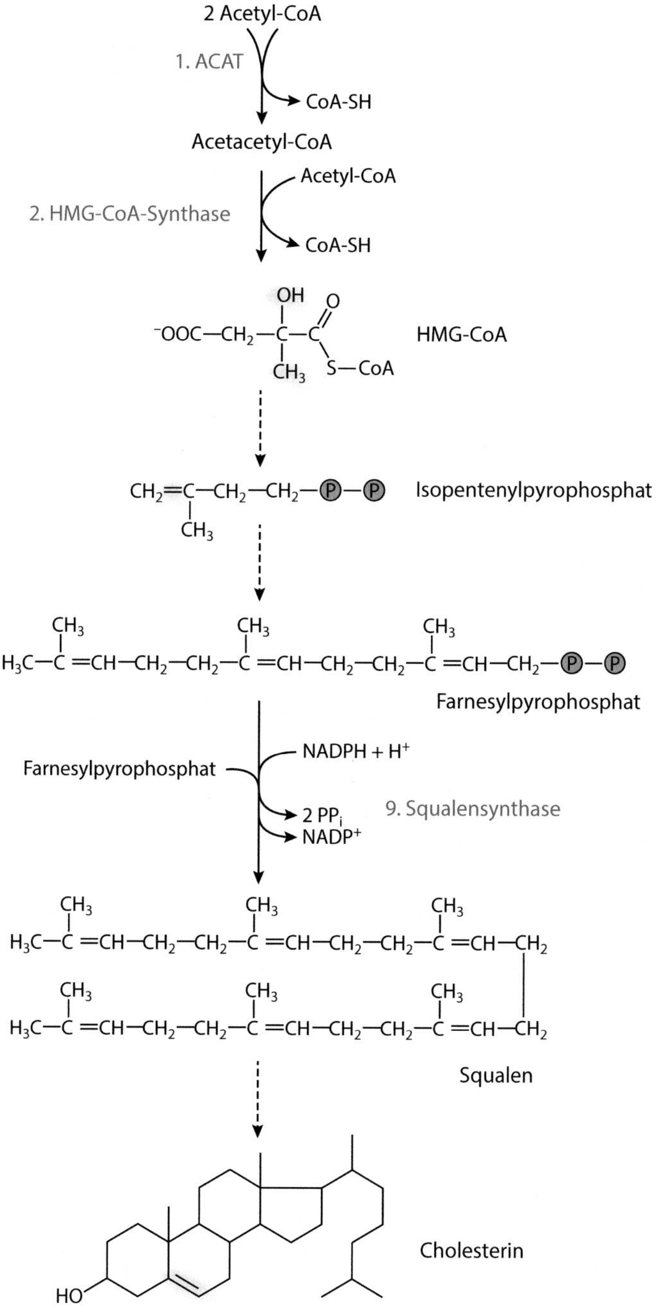

Abb. 2.15 Übersicht der wichtigsten Zwischenschritte zum Cholesterin

2

◘ Tab. 2.6	Wer-Wie-Was: Cholesterin-synthese
Wer	18 Acetyl-CoA, 3 NADPH + H⁺, 3 ATP
Wo	Zytoplasma, Peroxisom, glattes ER, vor allem Leber
Was	Bildung eines Sterangerüsts
Wie	27 Reaktionen; Zusammensetzung von Isoprenen, die aus Acetyl-CoA unter Verbrauch von NADPH + H⁺ und ATP gebildet wurden
Wann	Anaboler Energiezustand
Warum	Vitamin D, Membranbaustein, Steroidhormone, Gallensäuren

abzuspalten (6). Es entsteht **Isopentenyl-pyrophosphat** (auch **aktives Isopren**).

❱ Alle Reaktionen bis hierhin müssen sechsmal ablaufen, um ein Cholesterin zu synthetisieren (◘ Abb. 2.16).

Denkstütze

Das schwierig benannte β-Hydroxy-β-Methylglutaryl-CoA kann man sich zeichnerisch herleiten, wenn man die Basics beherrscht: Man zeichne sich ein Glutamat und füge an das β-C-Atom (gezählt von dem höchstoxidierten C-Atom) einen Methylrest und eine Hydroxygruppe statt der normalerweise vorliegenden Wasserstoffatome. Zuletzt ersetzt man die Amidgruppe am α-C-Atom mit einem Wasserstoff und hängt das Coenzym A über dessen Sulfhydrylgruppe an. Der Name kommt daher, dass es ebenfalls ein Abbauprodukt verzweigtkettiger Aminosäuren ist (◘ Abb. 2.17).

— Eine Isomerisierungsreaktion verschiebt die Doppelbindung innerhalb des Moleküls (7). Dies ist der einzige Schritt, der im Peroxisom ablaufen muss.

— Es folgen zwei **Kopf-Schwanz-Kondensationen** (mit dem Kopf sind die Phosphatgruppen gemeint) mit zwei weiteren Isopentenylpyrophosphat zu Geranylpyrophosphat und endlich Farnesylpyrophosphat (8). Katalysiert werden die Reaktionen durch die **Prenyltransferase** unter Abspaltung der überschüssigen Pyrophosphate.

❱ Bei all diesen Reaktionen wird kein weiteres ATP verbraucht, denn die Reaktionspartner tragen die nötige Energie bereits mittels der Pyrophosphatgruppen in sich. Danach erfolgen alle restlichen Reaktionen im glatten endoplasmatischen Retikulum.

— Benötigt werden nun 2 Farnesylpyrophosphate (bestehend aus jeweils drei aktiven Isoprenen), um das 30 C-Atome lange **Squalen** zu bilden. Die Squalen-Synthase verbindet beide mittels **Kopf-Kopf-Kondensation** (9). Dabei wird es durch NADPH + H⁺ reduziert und spaltet sämtliche Phosphate ab (◘ Abb. 2.18).

❱ Zuletzt wird das Squalen durch eine Abfolge von weiteren zwei Reaktionen erst zu Lanosterin umgewandelt, welches bereits die vier geschlossenen Ringe beinhaltet, aber noch drei Methylgruppen zu viel besitzt.

Diese werden nacheinander in 16 Reaktionen abgespalten. Während dieser Reaktionen werden auch die Doppelbindungen von sechs auf eine reduziert, das heißt, das Molekül wird fünfmal dehydriert (◘ Abb. 2.19).

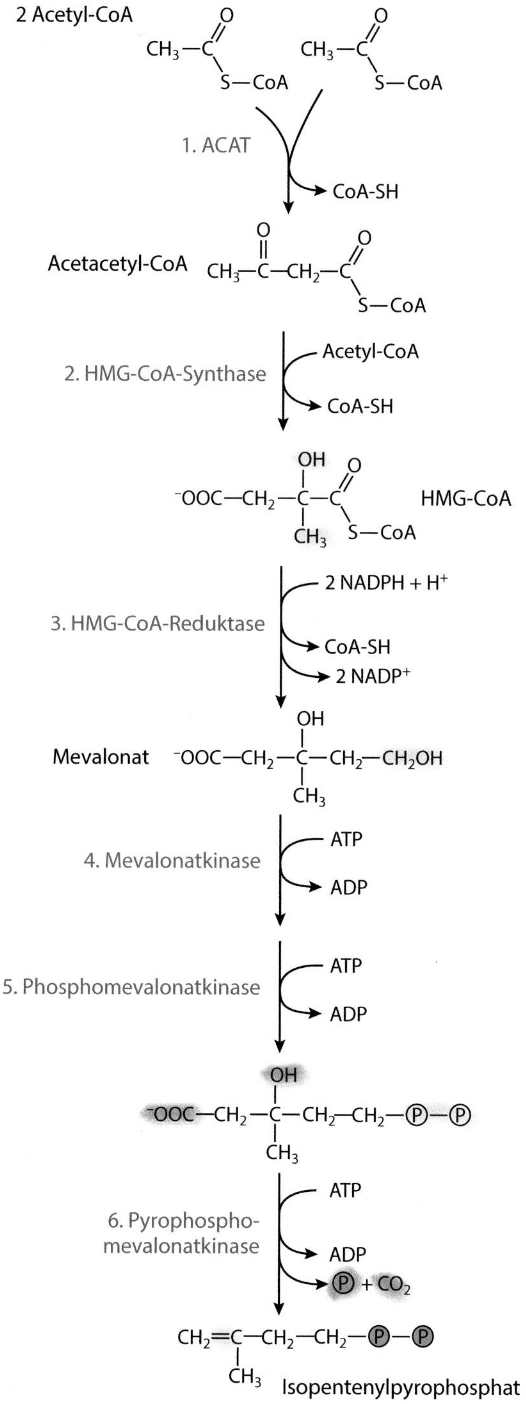

Abb. 2.16   Nach sechs Reaktionen ist ein aktives Isopren entstanden, aus dessen Vielfachem am Ende Cholesterin aufgebaut ist

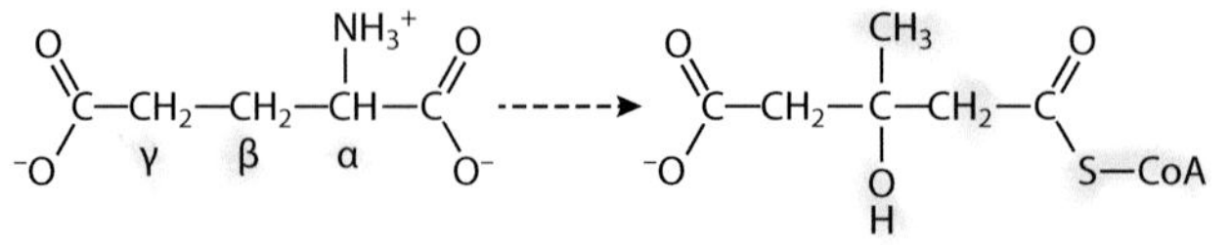

2

Glutamat   β-Hydroxy-β-Methylglutaryl-CoA

◘ **Abb. 2.17**   HMG-CoA. Herleitung des Aufbaus

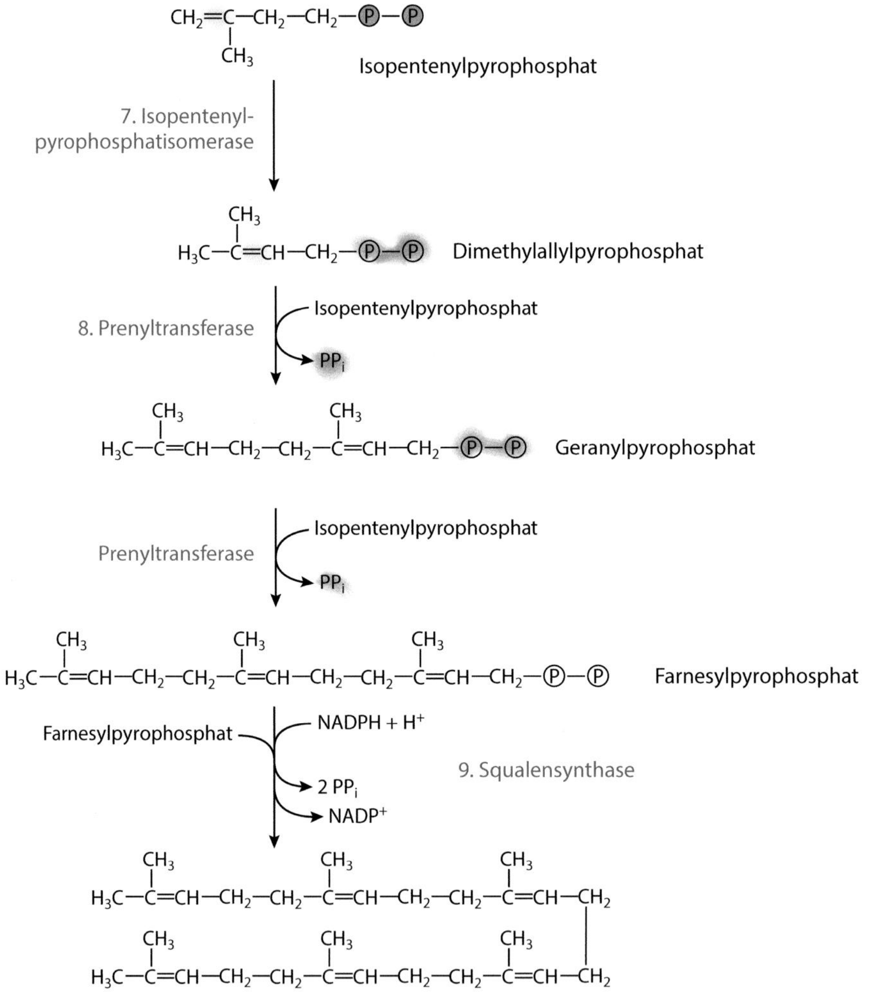

◘ **Abb. 2.18**   Das Isopentenylpyrophosphat wird sechsmal benötigt, um den C-30-Körper Squalen zu bilden

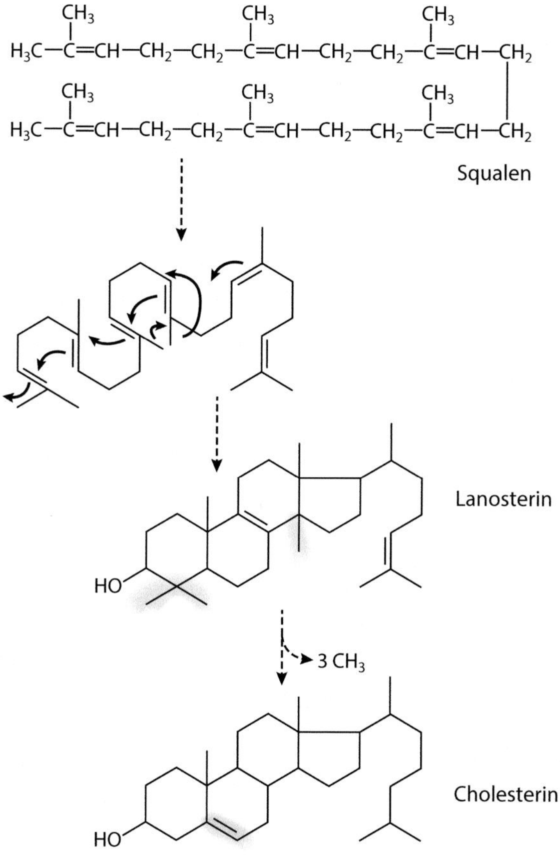

$$H_3C-\underset{\underset{CH_3}{|}}{C}=CH-CH_2-CH_2-\underset{\underset{CH_3}{|}}{C}=CH-CH_2-CH_2-\underset{\underset{CH_3}{|}}{C}=CH-CH_2$$

$$H_3C-\underset{\underset{CH_3}{|}}{C}=CH-CH_2-CH_2-\underset{\underset{CH_3}{|}}{C}=CH-CH_2-CH_2-\underset{\underset{CH_3}{|}}{C}=CH-CH_2$$

Squalen

Lanosterin

$\rightarrow 3\ CH_3$

HO

Cholesterin

HO

◻ **Abb. 2.19** Es sind je nach Beschreibung zwischen 27 und über 30 Teilschritte vom Acetyl-CoA zum fertigen Cholesterin nötig. Für die letzten 18 ist es dabei für angehende Mediziner nicht wichtig, sie im Einzelnen zu kennen

2.2 Fettabbau/-umbau

Fettabbau ist immer vonnöten, wenn wir unsere ersten Energiereserven in Form schnell verfügbarer Glucose aufgebraucht haben. Da es jedoch nicht hilfreich ist, die freiwerdenden Fettsäuren einfach so durch das Blut zu transportieren, muss zu Organen, die keine eigenen Fettspeicher besitzen, eine Transportform gebildet werden: die Ketonkörper.

2.2.1 Lipolyse

> Mit Lipolyse ist der Abbau von Triacyl-glycerinen zu freien Fettsäuren gemeint (◻ Tab. 2.7).

Dies geschieht mithilfe von drei Enzymen. Alle drei fügen ein Wassermolekül ein, um die Fettsäure auszulösen, es handelt sich

⬧ **Tab. 2.7** Wer-Wie-Was: Lipolyse	
Wer	Pro TAG 3 H$_2$O
Wo	In unterschiedlicher Aktivität in allen Geweben
Was	Abbau von TAGs in Fettsäuren und Glycerin
Wie	Schrittweise Hydrolyse der Fett-säuren
Wann	Kataboler Energiezustand, Hunger, Fasten, Stress
Warum	Bereitstellung von Energiereserven nach Verbrauch der direkten Energiequelle Glucose

also um **Hydrolasen**. Auch können sie alle im Grunde alleinstehend ein komplettes Triacyl-glycerin in seine einzelnen Bestandteile zer-setzen. Jedoch hat jedes eine deutlich höhere Aktivität für einen bestimmten Teilschritt.

— Zuerst wird eine Fettsäure durch die Adipozyten-Triacylglycerin-Lipase ab-gespalten (1). Sie ist besonders bei Nahrungskarenz aktiv.

— Das entstandene Diacylglycerin wird durch die hormonsensitive Lipase zum Mono-acylglycerin umgewandelt (2). Dieses Enzym trägt es schon in seinem Namen - es ist leicht durch Hormone zu steuern, in-dem es mittels cAMP-abhängiger Phos-phorylierung aktiviert wird, wie es z. B. bei Katecholaminausschüttung geschieht.

— Zuletzt trennt die Monoacylglycerin-Lipase die letzte Fettsäure vom Glycerin (3) (⬧ Abb. 2.20).

Durch diese Schritte ist allerdings noch keine nutzbare Energie freigesetzt worden. Ledig-lich die Substrate zur weiteren Verarbeitung werden geliefert. Die freien Fettsäuren können wieder als Strukturbausteine ver-wendet werden oder durch die β-Oxidation (folgender Abschnitt) zu in den Citratzyklus fließenden Acetyl-CoA heruntergebrochen werden.

Auch das Glycerin kann über den Um-weg der ATP-abhängigen Phosphorylierung und der folgenden Umwandlung in Dihy-droxyacetonphosphat mittels Glycerin-3-phosphat-Dehydrogenase in die Glykolyse oder Gluconeogenese (▶ Abschn. 1.1.1) einfließen. Diese Schritte sind bereits be-kannte Reaktionen der TAG-Synthese (▶ Abschn. 2.1.2), nur in umgekehrter Reihenfolge.

β-Oxidation der Fettsäuren

Bevor die Fettsäuren in ihrer Gänze ge-nutzt werden können, müssen sie in eine reaktionsfreudigere Form gebracht werden. Deshalb werden sie mithilfe der **Acyl-CoA-Synthetase** (auch Thiokinase) aktiviert (▶ Abschn. 2.1.2). Die Länge der Subs-trate ist dabei entscheidend, denn sie wer-den von unterschiedlichen Synthetasen mit Coenzym A verestert. Hauptsächlich fallen langkettige Fettsäuren an, deren passen-des Enzym in der äußeren Mitochondrien-membran sitzt. Das hat vor allem den Sinn, dass Fettsäuren einer Kettenlänge von über 12 C-Atomen die innere Mitochondrien-membran nicht ungehindert passieren kön-nen (⬧ Tab. 2.8).

❯ Da die β-Oxidation selbst aber nur in der Mitochondrienmatrix stattfindet, muss sich hier wieder eines Shuttles bedient werden.

Es gibt sowohl auf der äußeren Mito-chondrienmembran als auch in der Mito-chondrienmatrix ein Enzym, welches den Acylrest mit Carnitin verknüpfen kann.

❯ Dieses nennt sich außen Carnitin-Palmitoyltransferase 1, innen ent-sprechend Carnitin-Palmitoyltransferase 2 (CPT1 und 2).

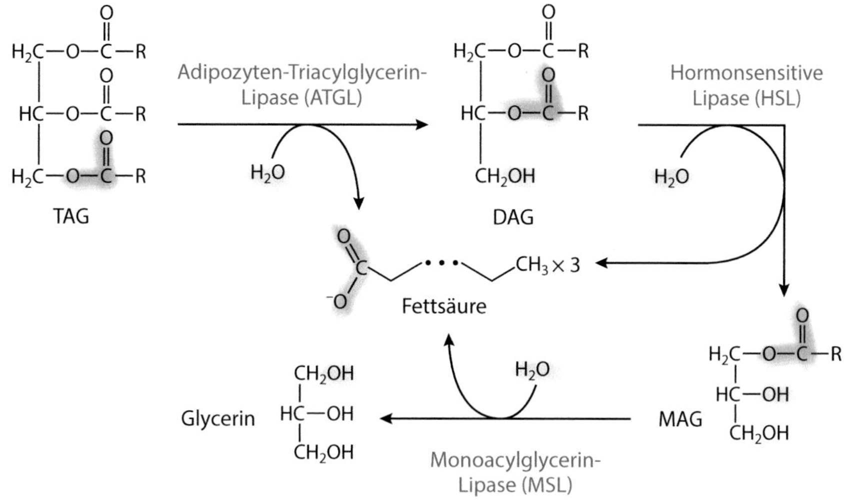

Abb. 2.20 Lipolyse der Triacylglycerine. Die hormonsensitive Lipase kann beispielsweise durch Insulin in ihrer Aktivität gehemmt werden

Tab. 2.8 Wer-Wie-Was: β-Oxidation

Wer	Freie Fettsäuren bis 22 C-Atome
Wo	Mitochondrien
Was	Freisetzung von Acetyl-CoA
Wie	Veresterung zu Acyl-CoA, Umwandlung zu Acyl-Carnitin, Transport ins Mitochondrium, Umwandlung zu Acyl-CoA, 1. Oxidation, Hydratisierung, 2. Oxidation, Ablösen eines Acetyl-CoA
Wann	Kataboler Energiezustand, Hunger, Fasten, Stress
Warum	Energiebereitstellung

Wärend die äußere Membran noch durch Porine passiert werden kann, kommt an der inneren Membran die spezifische **Carnitin-Acylcarnitin-Translokase** zum Einsatz. Hier wird ein im Inneren bereits wieder freies Carnitin im Austausch gegen ein Acylcarnitin von außen getauscht. Innen kann

die CPT2 den Acylrest wieder mit einem Coenzym A verestern, sodass das Carnitin für den nächsten Shuttle zur Verfügung steht (Abb. 2.21).

Das nun am richtigen Ort befindliche Acyl-CoA kann Stück für Stück Acetyl-CoA freigeben.

— Dafür wird es zu Beginn direkt vor dem Ester oxidiert. Die Dehydrogenase verwendet dazu FAD (1).
— Das entstandene Δ^2-trans-Enoyl-CoA wird durch die Enoyl-CoA-Hydratase zu L-β-Hydroxyacyl-CoA hydratisiert (2).
— Eine zweite Oxidationsreaktion ist vonnöten, diesmal jedoch unter Verbrauch von NAD^+. Die L-β-Hydroxyacyl-CoA-Dehydrogenase oxidiert genau die eben eingefügte Hydroxygruppe, damit β-Ketoacyl-CoA entsteht (3).
— Die β-Ketothiolase löst dann die Sollbruchstelle hinter der neuen Ketogruppe und verestert den um zwei C-Atome kürzeren Acylrest mit einem Coenzym A (4).
— Es ist ein Acetyl-CoA frei geworden, das nach erneutem Shuttle (▶ Abschn. 2.1)

2

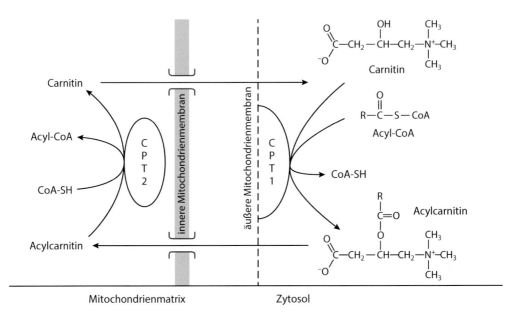

Abb. 2.21   Carnitin-Shuttle. Acyl-CoA kann nur mithilfe der Carnitin-Acylcarnitin-Translokase in die Mitochondrienmatrix gelangen

aus dem Mitochondrium zum Einsatz kommen kann oder im Mitochondrium selbst dem Citratzyklus zugutekommt.

❯ Das verkürzte Acyl-CoA kann diesen Kreislauf so lange durchlaufen, bis es komplett in Acetyl-CoA zerlegt ist.

Die Nebenprodukte NADH + H⁺ sowie FADH$_2$ fließen ebenfalls in den Citratzyklus ein und führen dort zu einer indirekten Energiezugabe. Deswegen potenziert sich die energetische Ausbeute der Lipolyse und Fettsäureoxidation enorm (□ Abb. 2.22).

Abbau lang- oder verzweigtkettiger Fettsäuren

Die **Peroxisomen** sind dafür zuständig, dem Mitochondrium seine Fettsäuren in kleinen Mengen zuzuführen (□ Tab. 2.9).

❯ Sie brechen die Fettsäuren nicht bis auf die Größe des Acetyl-CoA herunter,

sondern nur bis auf maximal 22 C-Atome in gerader Anordnung, sodass das Carnitin sie als Shuttle transportieren kann.

Zahlen, wie weit die β-Oxidation in Peroxisomen gehen kann, variieren, eine häufige Angabe ist der Abbau auf mindestens 8 C-Atome. Das Peroxisom benötigt keinen Shuttle, um die Fettsäuren aufzunehmen.

❯ Seine Acyl-CoA-Dehydrogenase unterscheidet sich darin, dass sie unter Verwendung von molekularem Sauerstoff und FAD die Fettsäurekette verkürzt und dabei Wasserstoffperoxid entsteht.

— Wie bei der mitochondrialen Acyl-CoA-Dehydrogenase fällt trans-Enoyl-CoA an, das in den gleichen Schritten bis zum zwei C-Atome kürzeren Acyl-CoA abgebaut wird.

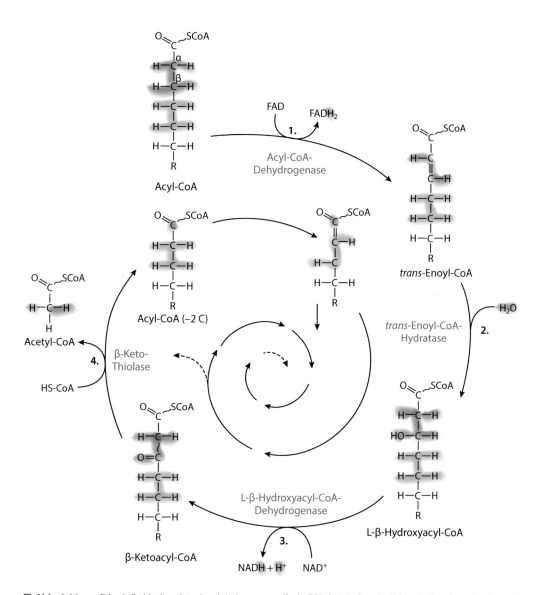

□ Abb. 2.22 Die β-Oxidation ist ein sich immer wiederholender Kreis an Reaktionen, bei dem pro Runde ein Acetyl-CoA abgespalten wird. (Aus Windisch PY 2017, Survivalkit Biochemie. Elsevier, mit freundlicher Genehmigung)

◻ Tab. 2.9 Wer-Wie-Was: Abbau langer/verzweigter Fettsäuren

Wer	Acyl-CoA länger 22 C-Atome oder verzweigt
Wo	Peroxisom
Was	Verkürzung bzw. Begradigung der Fettsäuren
Wie	Oxidation mit H_2O_2-Bildung, Abbau zu O_2 und H_2O, Hydratisierung zu Hydroxyacyl-CoA, 2. Oxidation, Ablösen eines Acetyl-CoA oder Propionyl-CoA
Wann	Kataboler Energiezustand
Warum	Bereitstellung von Fettsäuren für den Energiestoffwechsel der Mitochondrien

❯ Das Wasserstoffperoxid muss nachträglich mittels Katalase zu Sauerstoff und Wasser abgebaut werden.

— Das anfallende NADH + H⁺ wird ins Zytosol verbracht, wo es zur neuerlichen Nutzung reoxidiert wird. Gebildetes Acetyl-CoA gelangt ebenfalls ins Zytosol und von dort ins Mitochondrium zur weiteren Verwendung (◻ Abb. 2.23).

Verzweigtkettige Fettsäuren werden durch die **Branched chain fatty acid oxidase (Verzweigtketten-Fettsäure-Oxidase)** in die trans-Enoyl-CoA-Form umgewandelt.
— Dabei wird die Doppelbindung jedoch ein C-Atom hinter der Verzweigung eingefügt, sodass eine ungerade Anzahl an C-Atomen dem Coenzym A anhaftet.
— Das gebildete $FADH_2$ wird erneut mit Wasserstoffperoxid und der Katalase regeneriert.

— Letztlich wird Propionyl-CoA in den gleich ablaufenden Folgeschritten abgespalten. Dessen Abbau und Verwendung erfolgt nach Ausschleusung ins Zytosol im Mitochondrium und wird im nächsten Abschn. „▶ Abbau ungeradzahliger Fettsäuren" erläutert.

Abbau ungeradzahliger Fettsäuren

Wie bereits bei der Synthese erwähnt, ist der einzige Unterschied ungeradzahliger Fettsäuren ihr Startermolekül, Propionyl-CoA (◻ Tab. 2.10).

❯ So ist es auch beim Abbau kaum verwunderlich, dass bis zum letzten Schritt alles gleichbleibt.

Das übrigbleibende Propionyl-CoA kann aber nicht zu Acetyl-CoA umgesetzt werden. Es muss anders zu einem Nutzwert kommen.
— Die biotinabhängige **Propionyl-CoA-Carboxylase** fügt unter ATP-Verbrauch eine Carboxylgruppe ein (1), die von Hydrogencarbonat beigesteuert wird.
— D-Methylmalonyl-CoA wird durch eine Epimerase in L-Methylmalonyl-CoA umgewandelt (2), denn der menschliche Körper kann nur L-orientierte Substrate verstoffwechseln.

❯ Eines der seltenen Cobalamin-abhängigen Enzyme des Organismus, die L-Methylmalonyl-CoA-Mutase, versetzt das Coenzym A mit seiner Estergruppe an das Methylende und es entsteht gut verwertbares Succinyl-CoA (3).

— Das kann als anaplerotisches Substrat des Citratzyklus dienen (◻ Abb. 2.24).

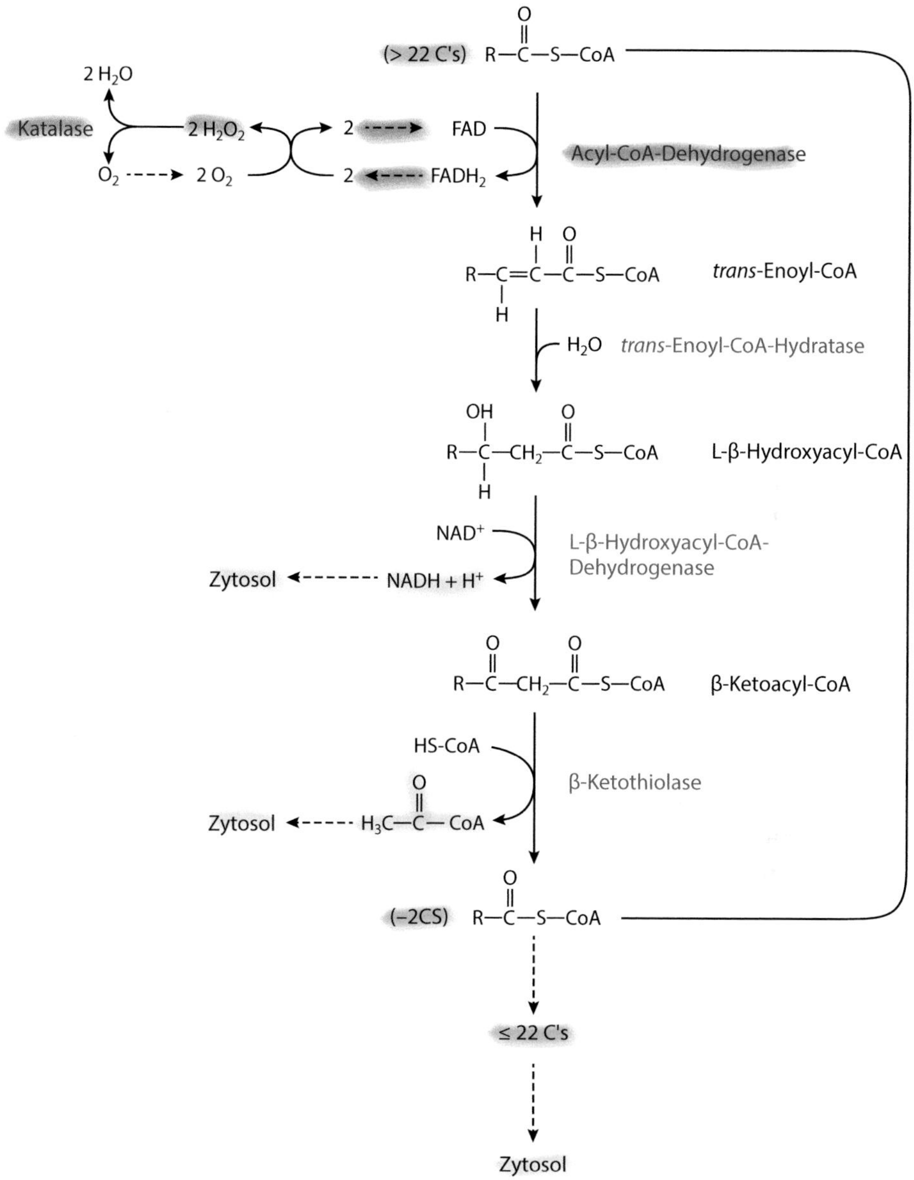

Abb. 2.23 Abbau langkettiger Fettsäuren. Besonders ist die Regeneration von $FADH_2$ durch die Bildung von Wasserstoffperoxid, das wiederum durch die Katalase unschädlich gemacht werden muss

2

edrischer Anordnung zueinanderstehen, muss man sich das ganze am besten wie Bild und Spiegelbild vorstellen.

Abbau ungesättigter Fettsäuren

Auch bei den ungesättigten Fettsäuren kann der Abbau nicht ohne einige Zwischenreaktionen stattfinden, sobald diese in unmittelbare Nähe der Estergruppe aufrücken.

> Da die Doppelbindungen in cis-Konfiguration stehen, wird ein Versatz jener um ein C-Atom in Richtung Ester genutzt, um sie in trans-Konfiguration umzusetzen.

— Steht die Doppelbindung am 4. C-Atom, wird das Δ^4-cis-Enoyl-CoA normal oxidiert (1). Nun steht der cis-Bindung eine trans-Bindung vor.

— Aus den beiden Doppelbindungen wird durch die 2,4-Dienoyl-CoA-Reduktase eine einzige cis-konfigurierte Doppelbindung in Position Δ^3 (2), die isomerisiert werden kann (3). Die Reduktion erfolgt mithilfe von NADPH + H$^+$.

◻ Tab. 2.10 Wer-Wie-Was: Abbau ungerader Fettsäuren

Wer	Acyl-CoA ungerader Anzahl C-Atome
Wo	Mitochondrium
Was	Abbau von Propionyl-CoA
Wie	Propionyl-CoA-Carboxylase (Biotin) mit ATP-Verbrauch zu D-Methylmalonyl-CoA, Epimerisierung zu L-Methylmalonyl-CoA, Epimerisierung zu Succinyl-CoA
Wann	Kataboler Energiezustand
Warum	Verwertung ungeradzahliger Fettsäuren für den Citratzyklus (Energiestoffwechsel)

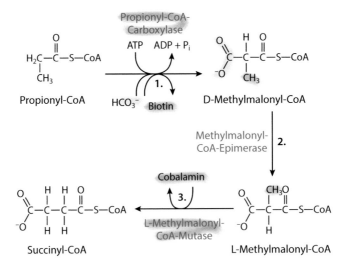

◻ Abb. 2.24   Abbau ungeradzahliger Fettsäuren. Die Epimerisierung (Racemisierung) von D zu L ist hier nur schematisch dargestellt. Die *blau* markierten Enzyme haben je ein ebenfalls *blau* markiertes Coenzym, das zwar unverändert aus der Reaktion hervor geht, aber essenziell ist

Befindet sich die Doppelbindung von Anfang an am β-C-Atom (Δ^3), so verschiebt die Isomerase diese nur auf das α-C-Atom (Δ^2) und überspringt damit die 1. Oxidation der β-Oxidation. Danach laufen die Reaktionsschritte wieder normal ab, bis die nächste Doppelbindung aufrückt (◻ Abb. 2.25).

Denkstütze

α-, β- und γ-C-Atome beziehen sich auf die Position gezählt ohne das höchstoxidierte C-Atom der Reihe, bei Fettsäuren also immer ohne das C der Estergruppe. Wenn man jedoch die C-Atome mit römischen Zahlen belegt, so verschiebt sich alles um eins, denn das höchstoxidierte C-Atom wird mit eingerechnet. Ergo ist das α-C gleichzeitig das Δ^2, β-C entspricht Δ^3, etc. Δ bezieht sich auf die Zählrichtung bei Fettsäuren vom Ester bzw. der Carboxylgruppe. Würde man vom Methylende zählen, müsste man ω verwenden.

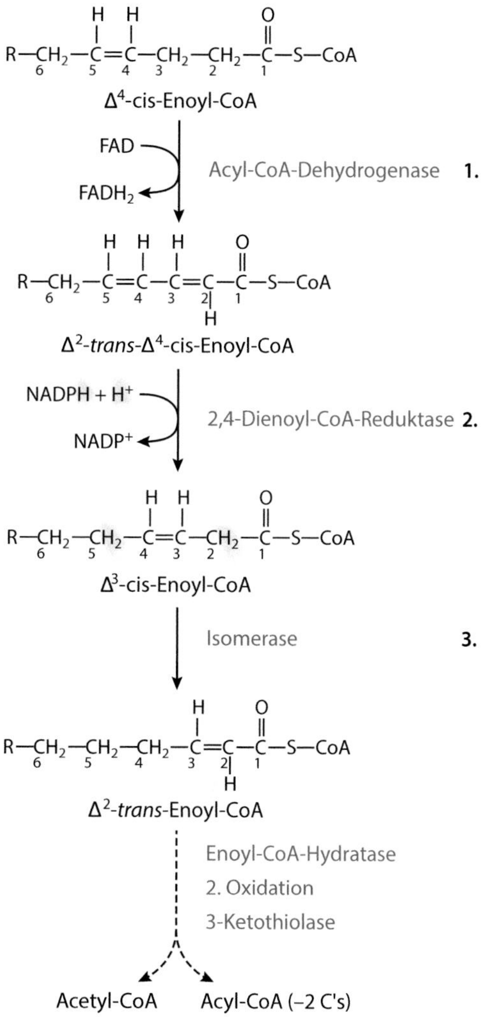

2.2.2 Cholesterinabbau

Die Komplexität der Synthese und seine große sperrige Form lassen es schon vermuten – Cholesterin kann nicht einfach abgebaut werden. Nichtsdestotrotz muss es genauso wie alle anderen Stoffe die Möglichkeit geben, es zu entsorgen.

❯ Zu diesem Zweck wird ein Großteil des Cholesterin wasserlöslich gemacht und über die Galle ausgeschieden.

Fällt zu viel Cholesterin an, kann nicht mehr alles umgesetzt werden und das Cho-

◻ **Abb. 2.25** Abbau ungesättigter Fettsäuren. Je nachdem an welcher Stelle im Verhältnis zum 1. C-Atom die Doppelbindung steht, müssen ein oder drei Zwischenschritte erfolgen

lesterin lagert sich ab. Dann entwickelt der Patient über die Zeit schmerzhafte Gallensteine.

2

❯ Damit dies möglichst nicht geschieht, bedarf es der Konjugation mit löslichen Molekülen oder der Mizellenbildung mit Lecithin und Gallensäuren.

Gallensäuren sind löslich gemachtes Cholesterin. Die genauen Einzelschritte und Bezeichnungen der Enzyme spielen eine untergeordnete Rolle, wichtig ist aber der generelle Ablauf der Gallensäuresynthese.

❯ Zuerst muss die Cholesterin-7α-Hydroxylase im endoplasmatischen Retikulum eine Hydroxygruppe anfügen, sie ist der geschwindigkeitsbestimmende Schritt (1).

— Eine weitere an C12 kann folgen (2.1).
— Die Doppelbindung zwischen C5 und C6 wird gesättigt (2.2) und die Seitenkette wird um drei C-Atome mittels β-Oxidation verkürzt, bis eine Carboxylgruppe übrigbleibt.
— Daran kann Coenzym A unter ATP-Verbrauch verestert werden (3). Die Cholsäure oder Chenodesoxycholsäure (je nachdem wie viele und welche Hydroxygruppen das Molekül hat) ist damit aktiviert zu **Cholyl-CoA**.
— Sie kann die Esterbindung nutzen, um mit **Taurin** oder **Glycin** konjugiert zu werden (4).

❯ Die Gallensäuren gehen in den enterohepatischen Kreislauf ein, das heißt, sie werden mit bis zu 90 % im Ileum resorbiert und gehen dem Körper nicht verloren.

— Selbst wenn Darmbakterien sie zu sekundären Gallensäuren weiter verstoffwechseln, können sie wiederverwendet werden. Die Bakterien lösen wieder einige der Hydroxygruppen, sodass Desoxycholsäure oder Lithocholsäure entstehen (◻ Abb. 2.26).

❯ Der enterohepatische Kreislauf macht es dem Körper möglich, eine Menge von 3–5 g Gallensäuren bis zu 10-mal am Tag zirkulieren zu lassen. Neu produziert werden am Tag nur 10 % davon.

Einerseits ist dieses Recycling vorteilhaft, andererseits bedeutet es auch, dass eine Verminderung des Cholesterins im Körper durch Ausscheidung langwierig ist. Bei einem gesunden Menschen wird der Haushalt deswegen über die Neusynthese von Cholesterin gesteuert.

▪ **Pathobiochemie**

Menschen mit einem Defekt in der Cholesterinhomöostase leiden an primärer Hypercholesterinämie und haben ein deutlich erhöhtes Risiko von Herz- und Gefäßerkrankungen. Zum Beispiel kann der für die zelluläre Aufnahme des Cholesterins verantwortliche LDL-Rezeptor (mehr zu den Lipoproteinen in Band Regulation, Blut, Krankheitserreger, ▶ Abschn. 3.4.2) nicht richtig reguliert sein. Ein überschießender Abbau des Rezeptors durch PCSK9 verhindert die Aufnahme von LDL-Cholesterin aus dem Blut in die Zelle und die Blutfettwerte steigen. Medikamentöse Therapien sind heute vielfältig möglich, von Resorptionshemmern (Ezetimib) über gesteigerte Aufnahme in die Zellen durch Inhibition der PCSK9 (Evolocumab) bis zu den Klassikern der Statine (▶ Abschn. 2.1.3).

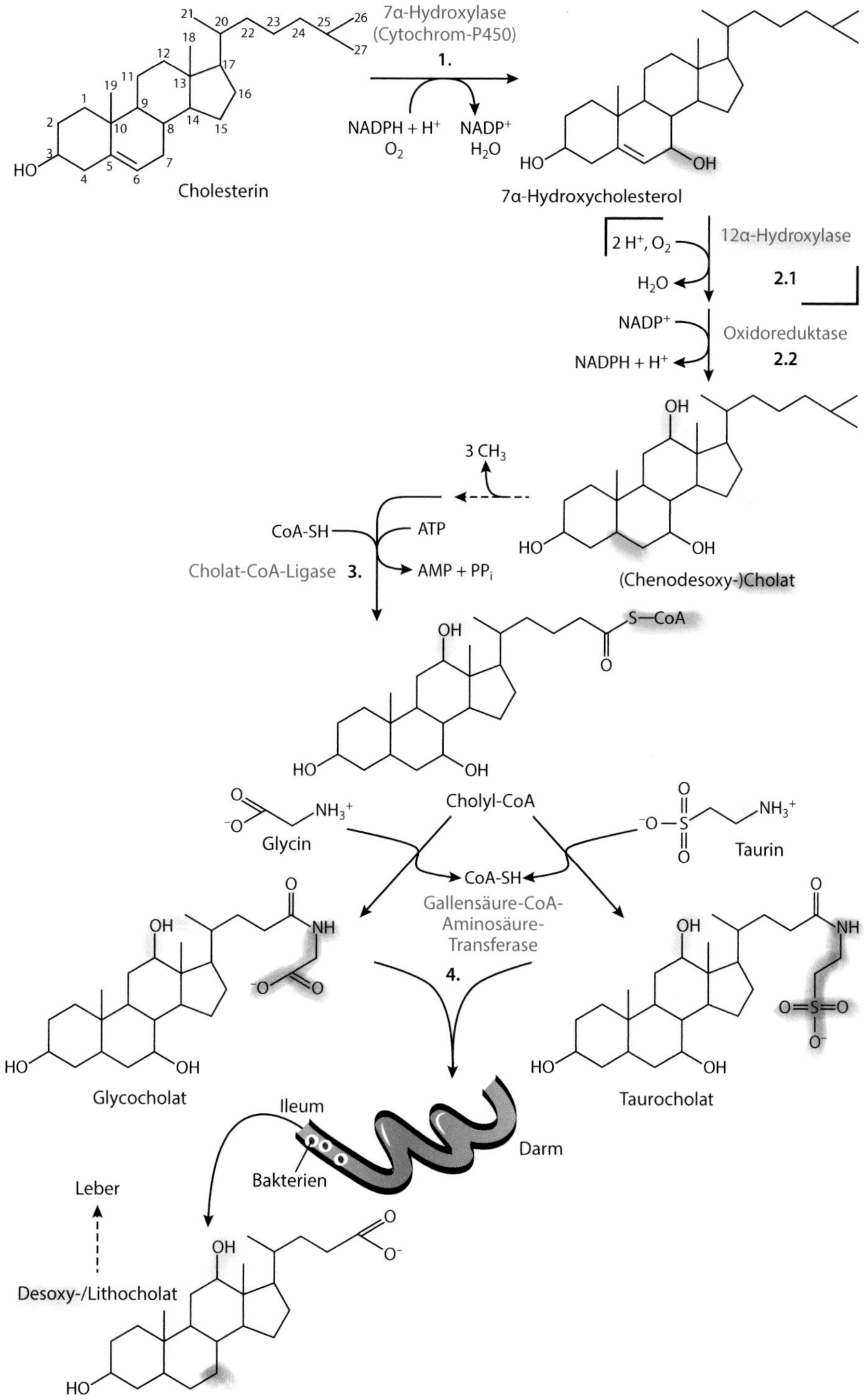

Abb. 2.26 Abbau und enterohepatischer Kreislauf des Cholesterins. Wie die meisten lipophilen Stoffe, die eliminiert werden sollen, ist es die Aufgabe der Leber, das Cholesterin Stück für Stück zu hydroxylieren

2

2.2.3 Ketonkörper

> Ketonkörper sind keine Lipide.

Im menschlichen Organismus werden unter bestimmten Stoffwechselbedingungen **Aceton, Acetacetat** und **β-Hydroxybutyrat** gebildet. Das Letztere ist jedoch per definitionem kein Ketonkörper, sondern das Salz einer substituierten Carbonsäure.

Der ein oder andere könnte nun die Frage stellen, warum das Thema trotzdem als letzter Abschnitt der Fette abgehandelt wird und warum dann nicht konsequenterweise die Synthese bei den Synthesekapiteln beschrieben wird. Beides hat einen logischen Sinn: Die Ketogenese ist eine Alternative. Sie gibt dem Körper die Möglichkeit, überschüssige Acetyl-CoA in der Leber transportfähig zu machen, sodass es an anderer Stelle dem Citratzyklus zugeführt werden kann. Überschüssiges Acetyl-CoA kommt vor allem beim Abbau von Fetten zustande. Entsprechend sind Ketonkörpersynthese und -abbau im erweiterten Sinne Teil der Lipolyse.

■ **Pathobiochemie**
Ist man dem Krankheitsbild des Diabetes Mellitus Typ 1 schon einmal begegnet, kennt man den Begriff der Ketonkörper meist in Zusammenhang mit dem lebensbedrohlichen Stoffwechselzustand der **Ketoazidose**. Hierbei muss der Körper aufgrund des absoluten Insulinmangels auf seine einzige verbleibende Energiereserve zurückgreifen und exzessiv Ketonkörper produzieren, was jedoch den pH-Wert durch freiwerdende H^+ in Richtung eines sauren Milieus verschiebt und die Enzyme in ihrer normalen Funktion mehr und mehr beeinträchtigt.

Interessant ist, dass es mittlerweile auch nachgewiesene Vorteile der (im Rahmen gehaltenen) Ketogenese gibt. Es gibt die Keto-Diät, Intervall-Fasten und diverse weitere Kombinationsdiäten, die sich den Effekt der Ketose zu Nutze machen, um abzunehmen, den Blutzuckerspiegel zu regulieren und nachhaltig den Stoffwechselmodus des Körpers zu modulieren.

Ketogenese

Die ersten zwei Reaktionen der Ketonkörpersynthese sind bereits aus der Cholesterinsynthese bekannt (Tab. 2.11):

- Zwei Acetyl-CoA werden durch die mitochondriale Acetyl-CoA-Acetyltransferase (auch β-Ketothiolase oder Acyl-CoA-Transacetylase) zu Acetacetyl-CoA umgewandelt (1).
- Die HMG-CoA-Synthase (2) hängt ein weiteres Acetyl-CoA an und es entsteht HMG-CoA.
- Das zweite Acetyl-CoA wird wieder lysiert (3). Zurück bleibt Acetacetat, der erste der drei Ketonkörper.
- Aus ihm kann durch spontane Decarboxylierung Aceton gebildet werden, welches keinen weiteren Nutzen für den menschlichen Körper hat (3.1). Es wird über die Lunge abgeatmet und ist in höheren Konzentrationen für den süßlichen Nagellackgeruch bei Patienten mit Ketoazidose verantwortlich.
- Das wichtigste Molekül, β-Hydroxybutyrat, entsteht durch Reduktion von Acetacetat (3.2). Diese Reaktion ist reversibel, das Gleichgewicht

◘ Tab. 2.11 Wer-Wie-Was: Ketonkörpersynthese

Wer	3 Acetyl-CoA, 1 NADH + H^+
Wo	Mitochondrien der Leber
Was	Ketogenese
Wie	HMG-CoA spaltet Acetyl-CoA ab und wird zu Acetacetat
Wann	Kataboler Energiezustand, Hunger, Fasten, absoluter Insulinmangel
Warum	Speicher- und Transportform als Energielieferant für sämtliche Gewebe mit Ausnahme der Leber

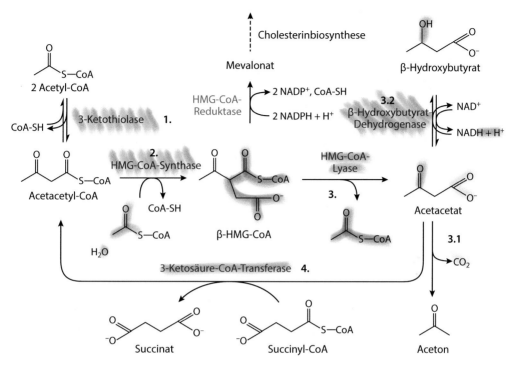

Abb. 2.27 Ketogenese. Die farblichen Markierungen der Enzyme zeigen an, ob sie zytosolisch *(grün)* oder mitochondrial *(rot)* vorliegen

liegt aber immer auf Seiten des β-Hydroxybutyrat, solange kein Bedarf an ketogener Energiegewinnung besteht.

- Eine Rückreaktion vom Acetacetat zurück zu Acetacetyl-CoA kann durch die **3-Ketosäure-CoA-Transferase** (auch Succinyl-CoA-Acetacetyl-CoA-Transferase) erfolgen (4). Die Reaktion ist Teil des Ketonkörperabbaus (Abschn. „► Ketonkörperabbau") (◘ Abb. 2.27).

Ketonkörperabbau

Ist das **β-Hydroxybutyrat** durch den Körper in sein Zielorgan gewandert, so wird es dort wiederum in die Mitochondrien aufgenommen und die vorigen Syntheseschritte müssen zurückgegangen werden (◘ Tab. 2.12 und ◘ Abb. 2.27).

- Wie bereits erwähnt, ist dieβ-Hydroxybutyrat-Dehydrogenase (3.2) ein in beide Richtungen arbeitendes Enzym.

Tab. 2.12 Wer-Wie-Was: Ketonkörperabbau

Wer	β-Hydroxybutyrat
Wo	Mitochondrien aller extrahepatischen Gewebe
Was	Freisetzung von Acetyl-CoA
Wie	Transacylierung zu Acetacetyl-CoA, Aufspaltung in 2 Acetyl-CoA
Wann	Kataboler Energiezustand, Hunger, Fasten, absoluter Insulinmangel
Warum	Freisetzung des Energielieferanten für sämtliche Gewebe mit Ausnahme der Leber

- Das erneut entstandene Acetacetat benötigt wieder ein Coenzym A. Dieses erhält es durch Transacylierung (4) mit Succinyl-CoA. Das übrigbleibende Succinat wird dem Citratzyklus zugeführt.

- Danach kann die β-Thiolase das Acetacetyl-CoA wieder in einem reversiblen Schritt in zwei Acetyl-CoA aufspalten (1).

> Der Ketonkörperabbau ist der eigentliche Prozess der Energiegewinnung.

Zwar entsteht nur ein $NADH + H^+$, aber es werden aus einem Molekül ohne größeren Aufwand direkt zwei Acetyl-CoA frei, die in den Citratzyklus einfließen können.

Aminosäuren und Proteine

Inhaltsverzeichnis

© Springer-Verlag GmbH Deutschland, ein Teil von Springer Nature 2021
F. Harmjanz, *Biochemie - Energiestoffwechsel*, https://doi.org/10.1007/978-3-662-60272-0_3

Die Aufgaben der Proteine sind so mannigfaltig, dass ihnen ein eigenes Buch gebühren würde. Sie erhalten den onkotischen Druck aufrecht, sind Hauptbestandteil körperlicher Abwehrmechanismen, bilden stabile Strukturen aus – sowohl intra- (Muskulatur) als auch extrazellulär (Kollagen) – und bilden die dritte Hauptgruppe der Substrate des Energiestoffwechsels.

Proteine sind allerdings nur die Makrostruktur aus langen Aminosäureketten. Wie es den Organismen gelingt, aus den unendlichen Möglichkeiten der Faltung und Zusammensetzung von Proteinen die richtige zu wählen, ist bis heute Fragestellung vieler Forschungsprojekte. Funktioniert die Synthese einzelner Proteine oder auch nur der zugrunde liegenden Aminosäurekette nicht mehr, so kann es zu schweren Krankheiten führen, die unbehandelt nicht mit dem Leben vereinbar sind.

Der Stoffwechsel der Aminosäuren ist mit dem Kohlenhydrat- und Lipidstoffwech-sel eng verknüpft. Bereits der Weg der Gluconeogenese kann von einem Vertreter, Alanin, ausgehen. Das Kapitel über den Citratzyklus (▶ Kap. 4) vereint alle drei. Viele der Aminosäuren können über Zwischenschritte als anaplerotische Substrate dienen.

Schon einmal von BCAAs gehört? Die in der Ernährungs- und Fitnessbranche hochgelobte Abkürzung steht für „branched chain amino acids" (verzweigtkettige Aminosäuren) und ist somit nichts weiter als ein Sammelbegriff für drei sich ähnelnde essenzielle Aminosäuren, deren gesteigerte Zufuhr durch Shakes oder Kapseln zu besseren Ergebnissen des Muskelaufbaus neben anderen metabolischen Effekten führen soll. Die Aussagekraft dieser Ansätze kann man hinterfragen, soll in diesem Buch aber nicht thematisiert werden.

Der Aufbau der Proteine gliedert sich in vier Stufen: **Primär-, Sekundär-, Tertiär- und Quartärstrukturen** (◘ Abb. 3.1 ist ein hervor-

◘ **Abb. 3.1**   Darstellungsformen eines komplexen Multienzymkomplexes, der sich aus diversen Proteinen zusammensetzt. Die Pyruvat-Dehydrogenase (PDH) wird in den folgenden Sektionen noch eine große Rolle spielen. (PDB:1eaa, 1lac, 1w85, 1ebd)

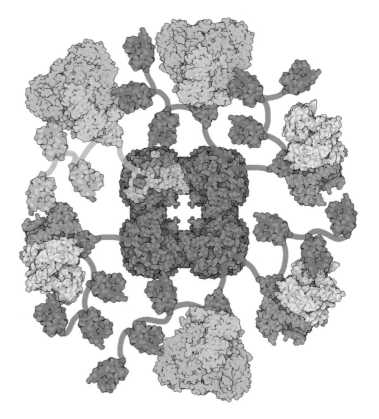

ragendes Beispiel für eine Quartärstruktur) bilden sich nacheinander aus (◼ Abb. 3.2). Die Primärstruktur ist dabei die bereits erwähnte Aminosäuresequenz. Dabei kann man einen C- und N-Terminus unterscheiden, denn die Peptidbindungen zwischen den Aminosäuren bilden sich zwischen den Aminogruppen und dem C-Atom der Carboxylgruppe aus. Es bleibt an einem Ende eine Carboxyl-, am anderen eine Aminogruppe übrig. Die spezifischen Reste der Aminosäuren stehen seitlich von der Kette ab. Die Entstehung der Peptidbindung und die Eigenschaften der Strukturhierarchien wurden im Band Zelle, Abschn. 2.4.4 abgehandelt. Es gibt 21 sogenannte **proteinogene Aminosäuren**, die zu kennen und zu erkennen absolut notwendig sind. Proteinogen heißen sie, weil sie **durch Basentripletts der DNA codiert** sind (◼ Abb. 3.3).

Grundsätzlich hat eine Aminosäure immer ein **chirales C-Atom**, ausgenommen Glycin.

> Das bedeutet, an dem C-Atom hängen i. d. R. vier unterschiedliche funktionelle Gruppen – höchstoxidiert eine Carboxylgruppe, darauffolgend eine Aminogruppe, ein Wasserstoff und ein variabler Rest.

Je nachdem welche Eigenschaften der spezifische Rest der Aminosäure verleiht, kann man diese noch in Gruppen einteilen. Es gibt **saure, basische, neutrale, aliphatische, aromatische** und **schwefelhaltige Aminosäuren**, um nur einige der Einteilungsmöglichkeiten zu benennen. Am wichtigsten ist jedoch vermutlich die Unterscheidung zwischen **essenziellen** und **nichtessenziellen Aminosäuren**. Letztere können vom Organismus selbst in ausreichender Menge synthetisiert werden. Welche Aminosäuren in welche Gruppe gehören, ist einerseits vom Alter abhängig, andererseits davon, ob eine Erkrankung vorliegt, die den Aminosäurestoffwechsel beeinflusst. Entsprechende Krankheiten sind selten, werden aber wegen ihrer Anschaulichkeit in den folgenden Kapiteln erwähnt (◼ Tab. 3.1).

Wenn es proteinogene Aminosäuren gibt, so muss es auch das Gegenteil geben. Die **nichtproteinogenen Aminosäuren** sind dadurch gekennzeichnet, dass sie keine passend codierten Basentripletts haben.

> Sie werden synthetisiert, indem posttranslational eine Modifikation der proteinogenen Aminosäuren erfolgt.

Primärstruktur A-Kette

$\overset{+}{H}_3N$–Gly–Ile–Val–Glu–Gln–Cys–Cys–Thr–Ser–Ile–Cys–Ser–Leu–Thr–Gln–Leu–Glu–Asn–Tyr–Cys–Asn–C$\overset{\displaystyle O}{\underset{\displaystyle O^-}{}}$

Sekundärstruktur
(α-Helix)

Tertiärstruktur
(u.a. hydrophobe, ionische Wechselwirkungen, Disulfidbrücken)

$\overset{+}{H}_3N$–Phe–Val–Asn–Glu–His–Leu–Cys

$\overset{+}{H}_3N$–Gly–Ile–Val–Glu–Gln–Cys–Cys–Thr

A-Kette

C–Asn–Cys–Tyr–Asn–Glu–Leu–Gln–Thr–Leu–Ser–Cys–Ile–Ser

Gly–Arg–Glu–Gly Cys–Val–Leu–Ala–Glu–Val–Leu–His–Ser–Gly

Phe–Phe–Tyr–Thr–Pro–Lys–Thr–C$\overset{\displaystyle O}{\underset{\displaystyle O^-}{}}$

B-Kette

◼ **Abb. 3.2** Noch einmal zur Rekapitulation: Proteine haben eine Aminosäuresequenz von N nach C, die Primärstruktur. Das hier beispielhafte Insulin wurde 1951/52 als Erstes von Sanger in seiner Sequenz entschlüsselt. Die Sekundärstruktur der A-Kette ist eine α-Helix, tertiär fallen vor allem die Disulfidbrücken auf

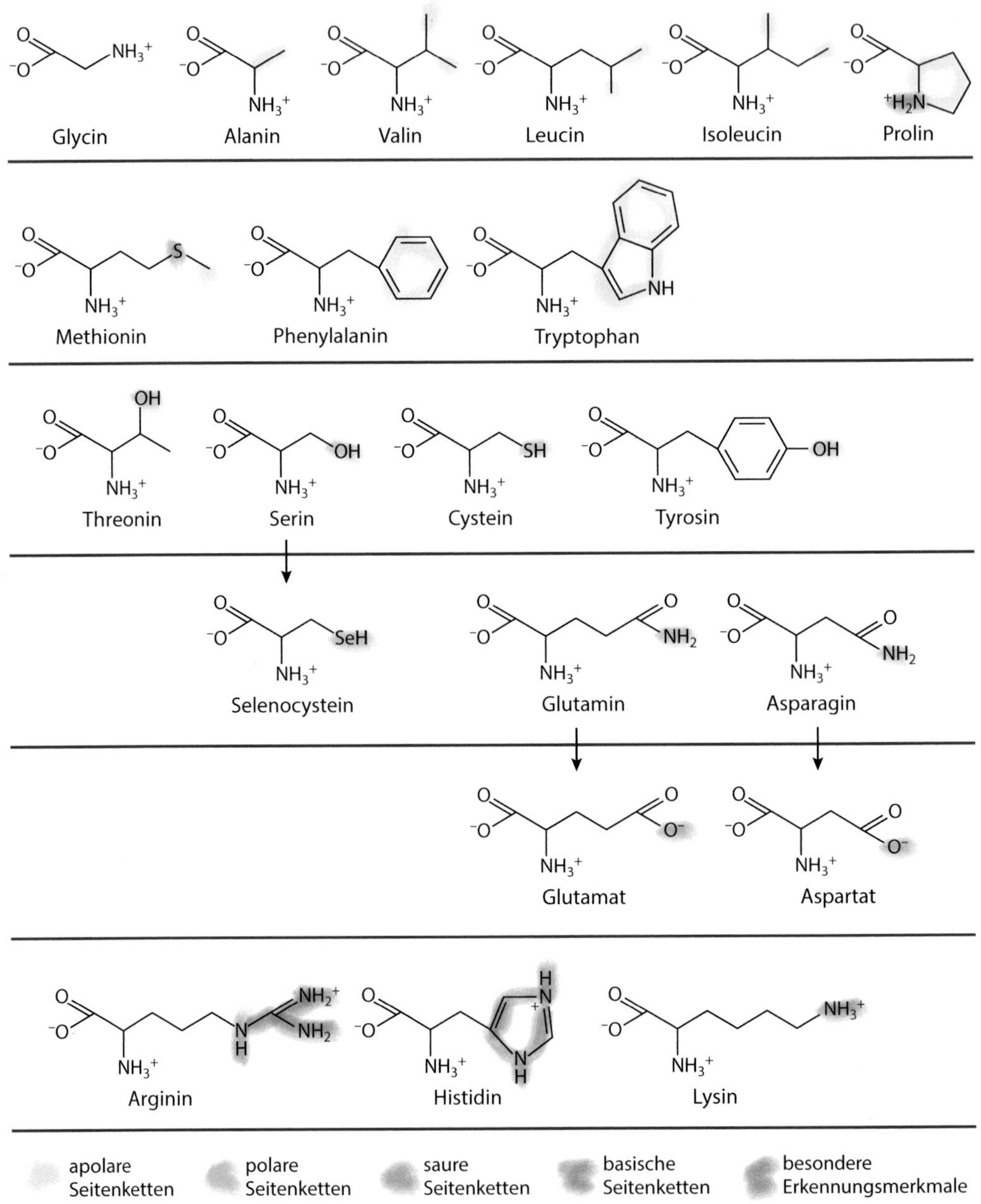

3

Glycin	Alanin	Valin	Leucin	Isoleucin

Prolin

Methionin   Phenylalanin   Tryptophan

Threonin   Serin   Cystein   Tyrosin

Selenocystein   Glutamin   Asparagin

Glutamat   Aspartat

Arginin   Histidin   Lysin

apolare   polare   saure   basische   besondere
Seitenketten   Seitenketten   Seitenketten   Seitenketten   Erkennungsmerkmale

Abb. 3.3   Die proteinogenen Aminosäuren

Der Schwerpunkt ist dabei der Aspekt der Posttranslationalität. Selenocystein wurde lange Zeit nicht zu den proteinogenen Aminosäuren gezählt. Da die Modifikation des Serins, aus dem es entsteht, allerdings schon während der Translation (cotranslational) stattfindet, ist es heute per definitionem ebenjenen zugehörig.

◘ Tab. 3.1 Aminosäure-Eigenschaften

Aminosäure	Essenziell	Eigenschaften
Alanin	–	Methyliert, ungeladen, hydrophob
Arginin	Schwangere/ Säugling	Guanidinogruppe, basisch, positiv geladen, hydrophil
Asparagin	–	Säureamid, ungeladen, hydrophil
Asparagin-säure	–	Sauer, negativ geladen, hydrophil
Cystein	Schwangere/ Säugling	Schwefelhaltig, ungeladen, hydrophil
Glutamin	–	Säureamid, ungeladen, hydrophil
Glutaminsäure	–	Sauer, negativ geladen, hydrophil
Glycin	–	Achiral, ungeladen, hydrophob
Histidin	Schwangere/ Säugling	Basisch, heterozyklisch, positiv geladen, hydrophil
Isoleucin	Ja	Verzweigt, ungeladen, hydrophob
Leucin	Ja	Verzweigt, ungeladen, hydrophob
Lysin	Ja	Basisch, positiv geladen, hydrophil
Methionin	Ja	Schwefelhaltig, ungeladen, hydrophob
Phenylalanin	Ja	Aromatisch, ungeladen, hydrophob
Prolin	–	Pyrrolidinring schließt Aminogruppe ein, ungeladen, hydrophob
Serin	–	Alkoholrest, ungeladen, hydrophil
Selenocystein	–	Selenhaltig, ungeladen, hydrophil
Threonin	Ja	Alkoholrest, ungeladen, hydrophil
Tryptophan	Ja	Aromatisch, ungeladen, hydrophob
Tyrosin	Schwangere/ Säugling	Aromatisch, Alkoholrest, ungeladen, hydrophob
Valin	ja	Verzweigt, ungeladen, hydrophob

3.1 Aminosäuresynthese/-metabolismus

Wer aufgepasst hat, weiß bereits, dass eine ganze Menge an Aminosäuren nicht vom Körper synthetisiert werden kann. Das lässt noch 13 nicht- oder semiessenzielle Aminosäuren übrig, die abgehandelt werden können. Einige Synthesen bilden zugleich auch den Abbauweg der Aminosäure in umgekehrter Reihenfolge. Das lässt sich gut damit erklären, dass bestimmte Aminosäuren, namentlich Asparaginsäure, Glutaminsäure, Serin und das essenzielle Phenylalanin, Vorstufen anderer Aminosäuren sind. Eine Synthese von Aminosäuren als Ziel von Stoffwechselwegen erfolgt nur selten, eine bessere Wortwahl ist wohl „Entstehung", denn die meisten Aminosäuren sind schlichtweg Produkte in anderen Stoffwechselwegen, die weiterverarbeitet werden. In den folgenden Abschnitten wird also hauptsächlich erläutert, bei welchen Stoffwechseln die jeweiligen Aminosäuren eine Rolle spielen. In den Unterabschnitten werden aufgrund dessen keine Überblicktabellen vorkommen, diese finden sich in den ausführlicheren Abschnitten der einzelnen Stoffwechselwege.

Bevor es um die Aminosäuren im Speziellen geht, sollte man sich eine besondere Reaktionsart klar machen: die **Transaminierung** (◘ Abb. 3.4).

❯ Von einem Kohlenstoffgerüst mit Keton und Carbonsäure am α-C-Atom (meist aus dem Glucosestoffwechsel) wird eine

Aminogruppe aufgenommen. Der Donor ist dabei selbst eine Aminosäure, die entsprechend zur α-Ketosäure umgewandelt wird. Dabei ist immer Pyridoxalphosphat (PALP) als Cofaktor vonnöten.

— Dieses führt zu einer Elektronenverschiebung innerhalb des Moleküls mit der Aminogruppe, sodass sich diese ablöst und temporär auf PALP übertragen wird.
— Das entstandene Pyridoxaminphosphat (PAMP) gibt die Aminogruppe an die α-Ketosäure ab und regeneriert sich somit selbst.

Transaminierungen finden ubiquitär statt. Meist ist Glutamat bzw. α-Ketoglutarat beteiligt. Klassische Enzyme sind **ALAT** (auch

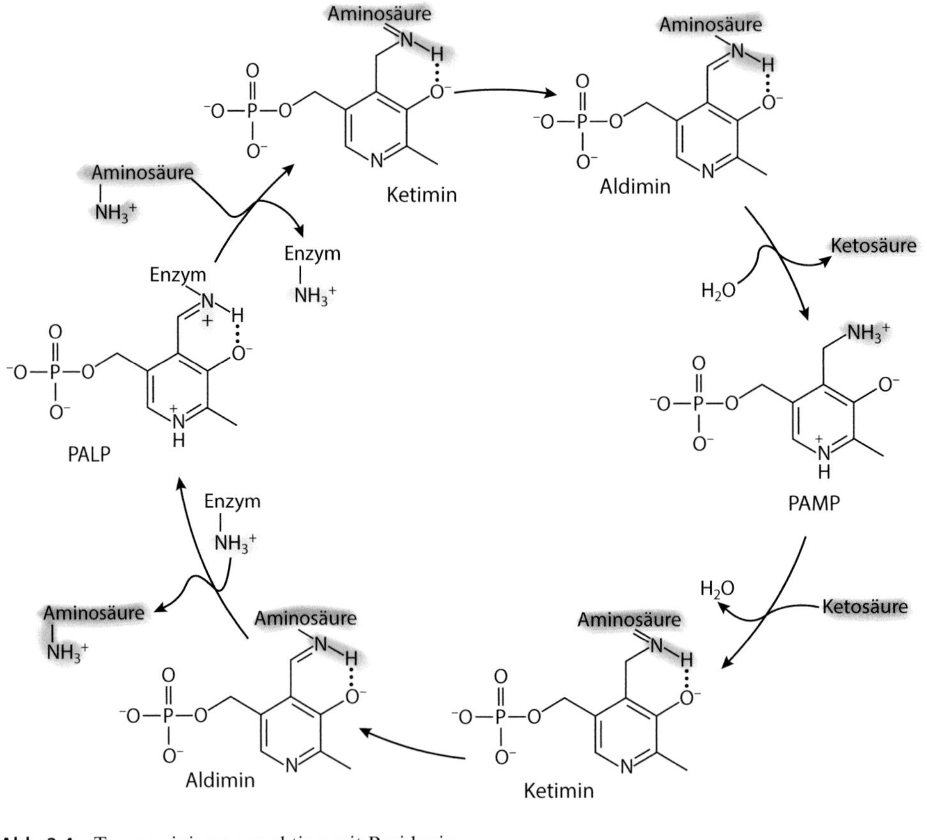

◘ **Abb. 3.4**   Transaminierungsreaktion mit Pyridoxin

Alanin-Aminotransferase oder GPT, Glutamat-Pyruvat-Transaminase) und **ASAT** (Asparagin-Aminotransferase, GOT, Glutamat-Oxalacetat-Transaminase).

3.1.1 Alanin

Alanin kann aus Pyruvat gewonnen werden, indem ebenjene Transaminierung der Gluconeogenese in anderer Richtung abläuft.

> Abgesehen von der allgemeingültigen Funktion eines Proteinbausteins hat Alanin eine deutlich wichtigere Aufgabe – zusammen mit Glutamin ist es der Haupttransporter für Aminostickstoffe im Blut. Es befördert sie von peripheren Geweben wie der Darmschleimhaut zur Leber, wo der Stickstoff wieder herausgelöst wird.

– Die Enterozyten gewinnen ihre Energie nicht aus Glucose, sondern aus dem oxidativen Abbau von Aminosäuren, vor allem Glutamat und Aspartat (1).
– Dabei fällt viel freier Stickstoff an, der wieder fixiert werden muss. Somit wird Alanin vorwiegend synthetisiert (2), um wieder metabolisiert werden zu können.
– Auch der Muskel nutzt Alanin, denn so kann es das im anaeroben Stoffwechsel wertlose Pyruvat blutgängig machen (3).
– In der Leber kann es wieder zu Glucose aufgebaut werden, die den Muskel erneut mit Energie versorgt (4). So spricht man auch vom **Alaninzyklus**. In allen Fällen ist die **ALAT** (GPT) das metabolisierende Enzym (◼ Abb. 3.5).

Ein kleiner Anteil an Alanin fällt auch als Nebenprodukt des Tryptophanabbaus an. Der gesamte Stoffwechselweg soll erst im entsprechendem Abschnitt (▶ Abschn. 3.2.3 „▶ Tryptophan") abgehandelt werden. Der entscheidende Teilschritt ist jedoch simpel. Das Zwischenprodukt 3-Hydroxykynurenin wird mittels eines PALP-abhängigen Enzyms hydrolysiert, Alanin wird freigesetzt (◼ Abb. 3.6).

3.1.2 Arginin

Wie im vorherigen Abschnitt über Alanin beschrieben, wird auch Arginin nicht gebildet, um von Dauer zu sein.

> Als Teil des Harnstoffzyklus (▶ Abschn. 3.3) ist es ein Transportmittel, das indirekt Harnstoff von der Niere in die Leber befördert.

Andere Gewebe, die genauso Arginin benötigen, um NO als Transmitter (in Endothelien) oder Polyamine zu synthetisieren, erhalten die Aminosäure ebenfalls aus der Niere.

> Einmal in die Leber gelangt, wird es von dort nicht mehr freigesetzt.

– In der Niere und Leber wird also aus **Citrullin**, eine der nichtproteinogenen Aminosäuren, und Aspartat Argininosuccinat gebildet. Die Synthetase verbraucht dabei Adenosintriphosphat (ATP) (1).
– Nun entsteht bei Spaltung des Moleküls nicht Succinat, das wäre zu einfach. Stattdessen werden dem Succinat zwei Wasserstoffatome entzogen und es entsteht Fumarat neben dem Zielmolekül Arginin (2).
– Der Harnstoff kann spätestens jetzt verpackt in der Guanidinogruppe zur Leber gelangen, wo er freigesetzt wird. Dabei wird aus Arginin Ornithin, eine weitere nicht proteinogene Aminosäure (3).

Die Arginase kommt fast ausschließlich im Zytosol der Leber vor (◼ Abb. 3.7).

3

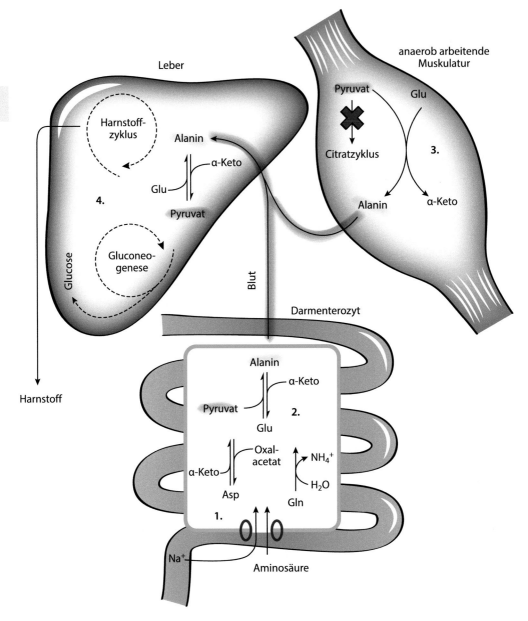

◻ **Abb. 3.5**   Alaninzyklus. Die reversible katalysierende Alanin-Aminotransferase (ALAT) bzw. Glutamat-Pyruvat-Transaminase (GPT) fungiert in allen Geweben

3.1.3 **Asparagin und Asparaginsäure**

Asparaginsäure, auch in seiner Salzform Aspartat bekannt, kann durch einen einzigen Schritt aus dem Kohlenhydratderivat Oxalacetat gewonnen werden. Das Enzym Aspar-

tat-Aminotransferase (ASAT) bzw. Glutamat-Oxalacetat-Transaminase sollte bereits aus dem Abschnitt der Gluconeogenese (► Abschn. 1.1.1) bekannt sein. Wie seine Namen schon hinlänglich verdeutlichen, wird eine Aminogruppe von Glutamat auf Oxalacetat übertragen, woraus Aspartat und

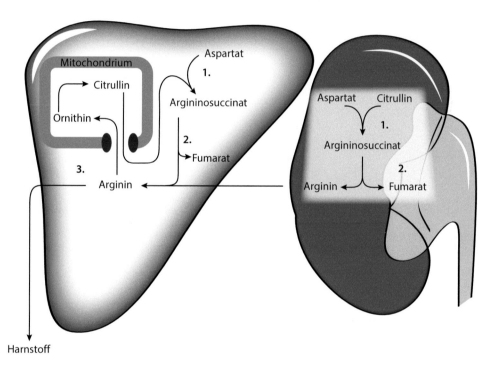

◻ Abb. 3.6 Teilschritt des Tryptophanabbaus. Alanin ist der Grund dafür, weswegen Tryptophan zu den gemischt glucoketogenen Aminosäuren zählt

◻ Abb. 3.7 Argininsynthese und -funktion. Die Argininosuccinat-Lyase bildet Arginin in Niere und Leber. Die Arginase spaltet Harnstoff von Arginin ab, es bleibt Ornithin

α-Ketoglutarat entstehen. Oxalacetat fällt abgesehen von dem Moment der mitochondrialen Passage auch in großer Menge im Citratzyklus an. Der macht damit nicht einmal Verluste, da das entstandene α-Ketoglutarat an anderer Stelle wieder dort eingesetzt werden kann.

❯ Zusätzlich zu der Ausschleusung von Oxalacetat aus dem Mitochondrium wird Aspartat bei der Synthese von Purin- und Pyrimidinbasen der RNA und DNA (Band Zelle, Abschn. 1.3.2 und 1.3.3) und als Substrat für die Harnstoffsynthese benötigt (◻ Abb. 3.8).

❯ Asparagin unterscheidet sich lediglich darin, dass es keine Carboxylgruppe, sondern eine weitere Aminogruppe an seinem Ende trägt.

Diese erhält es durch die **Asparaginsynthetase** von einem Glutamin. Unter ATP-Verbrauch wird dabei die Aminogruppe

3

Abb. 3.8 Aspara-
gin-Aminotransferase
(ASAT) bzw. Glutamat-
Oxalacetat-Transaminase
(GOT)

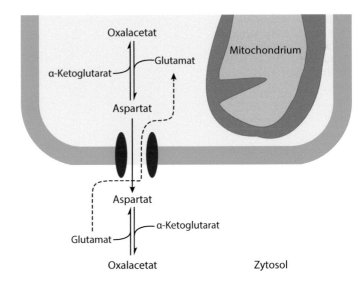

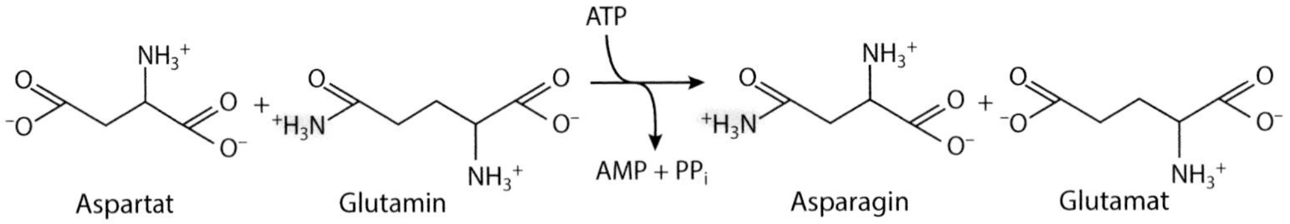

Abb. 3.9   Reaktion der Asparaginsynthetase

von Glutamin übertragen und es bleibt Glutaminsäure übrig. Asparagin hat keine besonderen Funktionen und kommt entsprechend nur in geringen Mengen vor (Abb. 3.9).

3.1.4 Cystein

Methionin ist essenziell, weswegen Cystein als bedingt essenziell betrachtet wird, denn es erhält seine **Thiolgruppe** vom Abbau des Methionins. Das Zwischenprodukt **Homocystein** wird mit Serin zu Cystathionin verbunden. Eine Lyase spaltet Cystathionin hydrolytisch zu Cystein und α-Ketobutyrat unter Abgabe von Ammoniak. Während α-Ketobutyrat weiter abgebaut wird, hat Cystein, dank seiner Fähigkeit, mit einem weiteren Cystein stabile Disulfidbrücken auszubilden, eine besondere Rolle in Proteinstrukturen und den aktiven Zentren von Enzymen.

❯ Zusammengefasst entsteht Cystein durch Austausch der OH-Gruppe des Serins mit der SH-Gruppe des Homocysteins (Abb. 3.10).

3.1.5 Glutamin und Glutaminsäure

Glutamin und Glutaminsäure ähneln stark dem Verhältnis zwischen Asparagin und Asparaginsäure. Sie können entsprechend leicht ineinander überführt werden, wenn auch eher in umgekehrter Reihenfolge.

❯ So ist Glutamin mit Alanin für den gebundenen Transport von NH_4^+ zuständig, welches erst in der Niere in den Urin freigesetzt werden darf.

— Bei der hydrolytischen Spaltung des Glutamins bleibt Glutamat übrig (1).

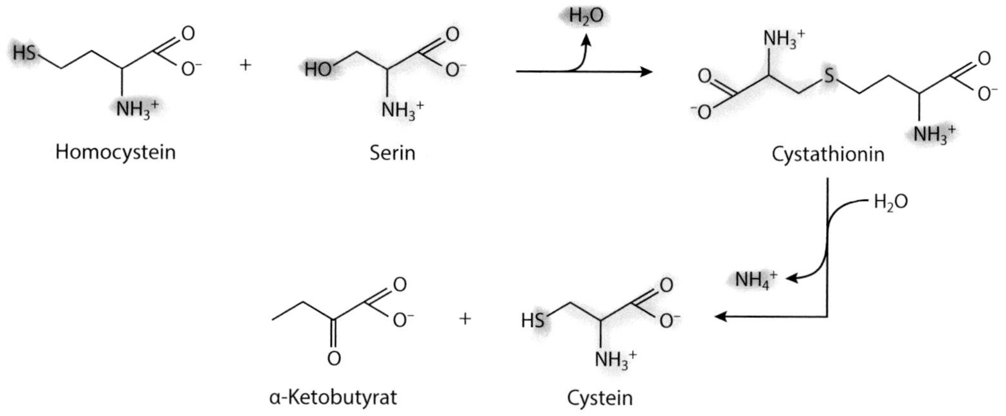

Abb. 3.10 Teile des Methioninabbaus. Cystein entsteht durch Austausch der OH-Gruppe des Serin mit dem Schwefel des Methionins

— Letzteres wird wiederum durch die Glutamat-Dehydrogenase unter NAD^+-Verbrauch zu α-Ketoglutarat oxidiert (2).

❯ Aus dem ursprünglichen Glutamin wurden also in zwei Schritten gleich zwei Ammonium-Ionen freigesetzt.

Bei metabolischen Azidosen nutzt der Körper diese schnelle Eliminierung von Ammoniak in Kombination mit H^+, um den Körper seiner sauren Bestandteile zu entledigen. Dieser Prozess dauert eine Weile, bis er auf Hochtouren läuft, dann jedoch kann man exponentiell gestiegene Konzentrationen von Glutamin im Blutplasma finden.

Glutamin wird nicht erst in der Niere, sondern bereits in den Hepatozyten gebildet, dort, wo Ammonium-Ionen als Abfallprodukt durch in Alanin gebunden Transport landen.

— Das Ornithin, welches im Harnstoffzyklus anfällt, kann einen alternativen Weg gehen und mittels Ornithin-Aminotransferase (OAT) in zwei Schritten zwei Glutamat bilden (3). Dabei wird zuerst ein α-Ketoglutarat verbraucht und das erste Glutamat fällt an, ähnlich der GOT und

GPT. Das zweite Produkt ist Pyrrolin-5-Carboxylat.

— Dieses steht an einem Scheideweg und kann statt in Glutamat durch die Pyrrolin-5-Carboxylat-Dehydrogenase (P5CDH) auch in Prolin umgewandelt werden (4). Die P5CDH wird auch Glutamatsemialdehyd-Dehydrogenase genannt, da wiederum ein solches Übergangsprodukt gebildet wird, bevor Glutamat entstehen kann (▶ Abschn. 3.1.8).

❯ Die Enzyme befinden sich alle im Mitochondrium, aus dem Glutamat vor seiner Vereinigung mit NH_4^+ ausgeschleust werden muss.

— Im Zytosol kommt die Glutamin-Synthetase zum Einsatz (5).
— Ein weiterer Ursprung des Glutamats – auch aus dem Harnstoffzyklus – kann die Carbamoylphosphatsynthese sein.

❯ Das Carbamoylphosphat entsteht aus Ammonium-Ionen eines vormaligen Glutamins und Hydrogencarbonat.

— Die Glutaminase setzt dabei Glutamat frei (6).
— In den **Enterozyten** kommen Glutaminase und GPT ebenso vor (7). Denn wie

3

bereits erwähnt (▶ Abschn. 3.1.1), gewinnen diese Zellen ihre Energie aus der Einschleusung von Aminosäuren in den Citratzyklus, um selbst keine Glucose zu verbrauchen. Das gebildete α-Ketoglutarat kann komplett zu CO_2 und H_2O verstoffwechselt werden.

— Ein letzter Entstehungsort ist die **Muskulatur**, bei dessen Abbau von verzweigtkettigen Aminosäuren erneut eine Transferase mithilfe von α-Ketoglutarat zum Einsatz kommt (8). Das Glutamat wird dann entweder zur Eliminierung von Ammoniak zu Glutamin verstoffwechselt oder durch die GPT zu Alanin als Transportmittel verarbeitet (❏ Abb. 3.11).

3.1.6 Glycin

Als einfachste Aminosäure könnte man meinen, sie würde überall als Abbauprodukt entstehen. Dem ist aber nicht so. Glycin kann nur über eine zytosolisch vorliegende Serin-Hydroxymethyltransferase (SHMT) gebildet werden. Der beschriebene Transfer findet dabei mit Tetrahydrofolat (THF) statt, einem Derivat der Folsäure (▶ Abschn. 6.2.7). N^5, N^{10}-Methylen-THF wird vor allem in der Nukleotidsynthese benötigt.

❯ Der weitaus wichtigere Weg ist Teil der peroxisomalen Eliminierung von Oxalat.

Oxalat ist ein Abbauprodukt von Vitamin C und gelegentlich von anderen Aminosäuren. Es kommt auch natürlich in Lebensmitteln vor. Solange die Peroxisomen in Besitz der funktionierenden Glyoxylat-Alanin-Aminotransferase sind, bildet sich dieser für menschliche Organismen schädliche Stoff nicht. Mithilfe von Alanin wird Glyoxalat zu Glycin und Pyruvat umgewandelt. Ansonsten entsteht Oxalat mittels Glyoxalatoxidase

und fällt als Salzkristall aus. Oxalat kann ausschließlich über die Niere ausgeschieden werden, wo diese Kristalle oft verantwortlich für Verkalkungen (Nephrocalcinose) und Nieren- oder Harnleitersteine sind (❏ Abb. 3.12).

3.1.7 Histidin

Der Synthese-Weg zum Histidin ist komplex und beinhaltet elf Reaktionen, an denen neun Enzyme beteiligt sind. Lange Zeit galt Histidin als essenziell, da die Synthese nicht gänzlich entschlüsselt werden konnte. Heute ist man sich einig, dass zumindest Menschen mit dauerhaft anabolen Stoffwechsellagen (Heranwachsende und Schwangere) nicht ausreichend Histidin synthetisieren können. So soll an dieser Stelle nicht jeder einzelne Schritt erläutert, sondern nur ein Überblick geschaffen werden.

— Ausgangsstoff sind ATP und **Phosphoribosylpyrophosphat** (PRPP). Der Cyclohexanring des ATP wird über diverse Reaktionen geöffnet und spaltet das ebenfalls entzyklisierte PRPP wieder ab. Dabei werden Stickstoff und ein Carboxaldehyd auf PRPP übertragen.

— Diese zwei sind Teil des als Nächstes entstehenden **Imidazolrings**. Der fehlende Stickstoff wird von Glutamin beigesteuert.

— In den letzten vier Reaktionen wird der Phosphatrest abgespalten und die für Aminosäuren benötigte Struktur des α-C-Atoms mit seiner Amino- und Carbonsäuregruppe anmoduliert.

❯ Für den Organismus ist Histidin absolut unverzichtbar, weil es in Hämoglobin verankert für die Puffereigenschaften im Blut verantwortlich ist.

Das lässt sich auch aus seinen basischen Eigenschaften ableiten (❏ Abb. 3.13).

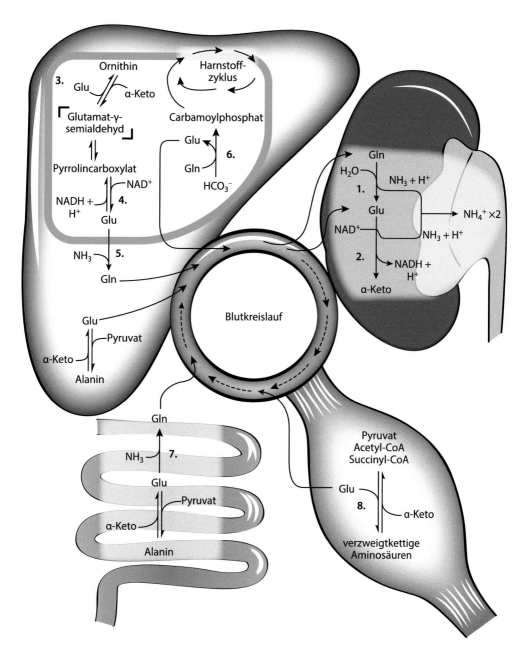

◨ **Abb. 3.11** Die Ammoniakelemination der Niere nach Zufuhr von Glutamin und Glutamat aus Enterozyten, Leber und Muskulatur

3.1.8 Prolin

Die Möglichkeit der Prolinsynthese wurde schon erwähnt (▸ Abschn. 3.1.5):

— Prolin kann aus Pyrrolin-5-Carboxylat als Abbauprodukt von Ornithin gewonnen werden (1).

3

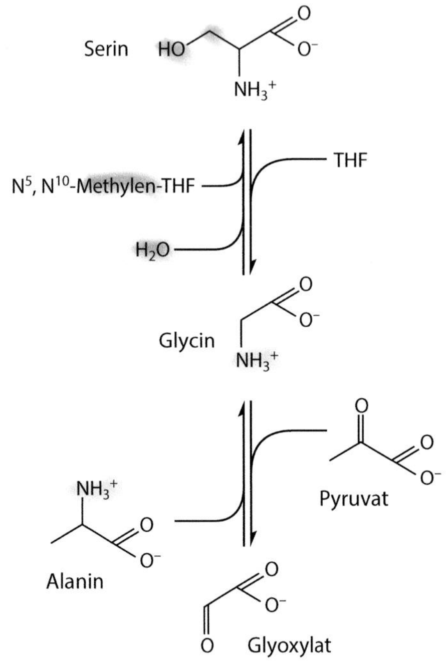

○ **Abb. 3.12** Glycin-Metabolismus. Die Serin-Threonin-Dehydratase entfernt die Hydroxylgruppe und das überschüssige C-Atom. Verhinderung der Oxalatbildung durch die Glyoxylat-Alanin-Aminotransferase

— Eine Prolinreduktase nutzt NADPH + H⁺, um die Doppelbindung des Pyrrolin-carboxylat zu reduzieren (2).
— Da sowohl die Glutamatsemialdehyd-Dehydrogenase (3) der Glutamatbildung wie auch die Prolinreduktase in beide Richtungen fungieren können, ist Glutamat ebenso Substrat der Prolinsynthese wie Prolin für Glutamat.
— Das Glutamatsemidaldehyd, was eigentliches Produkt der OAT wie auch der Glutamatsemialdehyd-Dehydrogenase ist, wird spontan (1.1) durch eine Wasserabspaltung in Pyrrolin-5-carboxylat umgewandelt (○ Abb. 3.14).

3.1.9 Serin und Selenocystein

Wie der Titel schon vermuten lässt, so handelt es sich wieder um zwei Aminosäuren, die

eng miteinander in Beziehung stehen. Seleno-cystein als 21. proteinogene Aminosäure wird durch **cotranslationale Modifikation** von Serin gebildet.

❯ Das heißt, erst im Moment der Bildung eines Proteins, dessen Aminosäurekette geknüpft wird, wird der OH-Rest des Serins durch einen Selen-Rest ersetzt.

Dafür muss die mRNA bei ihrer Translation am Ribosom ein Stopp-Codon schlaufenförmig, auffalten. Statt des Synthesestopps erfolgt ein Einbau durch tRNA, der Selenocystein anhängig ist (4).

❯ Besonders Proteine mit Redoxreaktivität haben Selenocystein eingebaut, teilweise sogar in ihrem aktiven Zentrum.

Bekanntester Vertreter ist wohl die **Glutathion-Peroxidase**, die für **Entgiftungsprozesse** des Körpers unerlässlich ist. Alleinstehend hat Selenocystein keine Bedeutung im menschlichen Organismus.

Serin auf der anderen Seite ist nicht nur als Vorstufe des Selenocysteins von Bedeutung, sondern auch als Baustein einiger **Phospho-** und **Sphingolipide**. Es wird mitochondrial durch ein Isoenzym der Serin-Hydroxymethyltransferase gebildet, die bereits durch Glycin (▶ Abschn. 3.1.6) bekannt sein sollte. Sie nutzt entsprechend die gleichen Substrate, aber in umgekehrter Reaktionsfolge. Dabei wird PALP als Coenzym benötigt.

— Außerdem besteht die Möglichkeit, Serin aus 3-Phosphoglycerat, dem Zwischenprodukt von Glykolyse und Gluconeogenese, zu bilden. Phosphoglycerat-Dehydrogenase oxidiert es unter Verbrauch von NAD⁺ (1).
— Das entstandene **3-Phosphohydroxypyruvat** wird durch Phosphoserin-Transaminase zu **Phosphoserin** umgewandelt. Substrat ist dabei eine beliebige α-Aminosäure, die zu einer α-Ketosäure transaminiert wird (2).

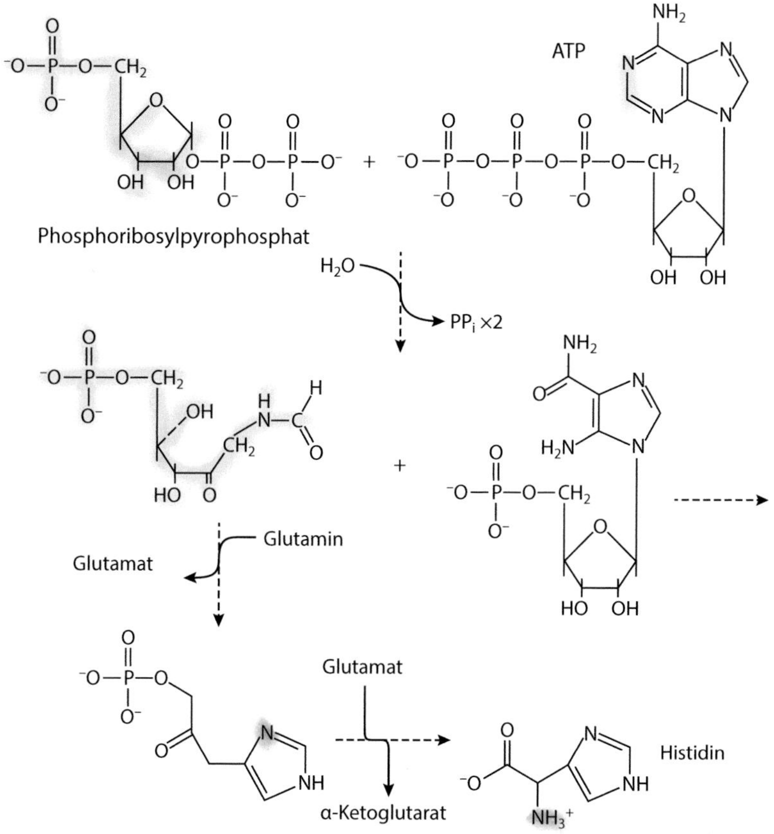

◘ Abb. 3.13 Vereinfachter Weg der Histidinsynthese. Histidin entsteht hauptsächlich aus PRPP unter Mitnahme von einem C-Atom und einem N-Atom von ATP. Glutamin und Glutamat steuern weitere zwei N-Atome bei

— In einem letzten Schritt spaltet die Phosphoserin-Phosphatase hydrolytisch Phosphat von Serin ab (3) (◘ Abb. 3.15).

3.1.10 Tyrosin

Die Besonderheit des Tyrosins liegt darin, dass sie selbst hauptsächlich aus einer essenziellen Aminosäure, dem Phenylalanin synthetisiert wird. Das macht sie zu einer bedingt essenziellen Aminosäure. In einem einzigen Reaktionsschritt unter Nutzung des Cofaktors Tetrahydrobiopterin und Sauerstoffs wird Phenylalanin hydroxyliert (◘ Abb. 3.16).

❯ Der Hydroxylrest ist Ursprung der Reaktivität des Moleküls, beispielsweise zur Phosphorylierung von Enzymen zur Aktivitätsregulation.

Des Weiteren trägt die Hormonvorstufe der **Schilddrüsenhormone** es schon in ihrem Namen – **3-Iodtyrosin** braucht Tyrosin als Substrat.

❯ Ebenfalls ist Tyrosin Vorstufe von wichtigen biogenen Aminen (L-DOPA, Dopamin, Noradrenalin und Adrenalin) und dem Hautfarbstoff Melanin, der die Haut vor UV-Strahlung schützt.

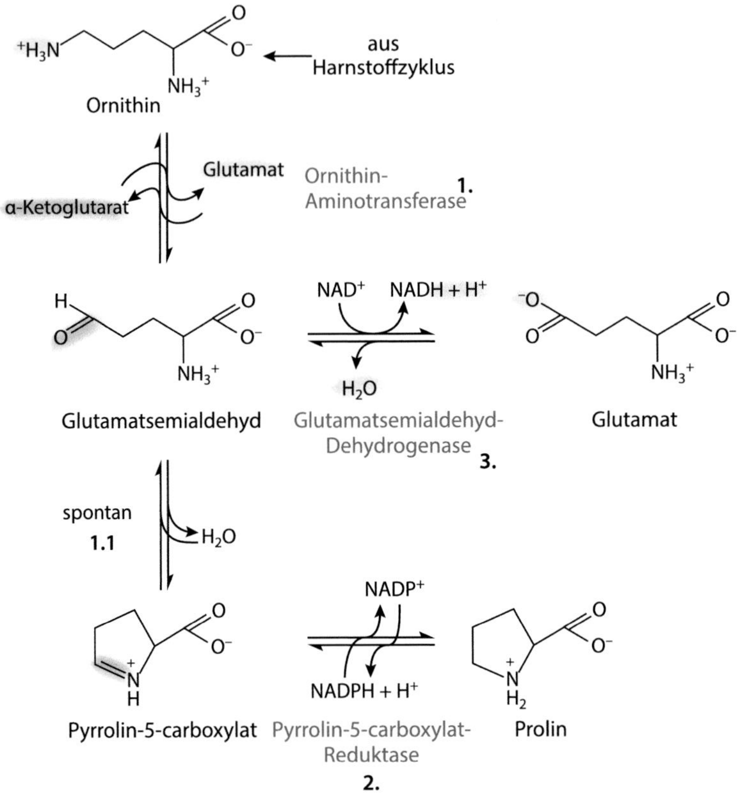

3

Abb. 3.14 Prolin, als einzige Aminosäure ohne klassische Aminogruppe, ist essenziell für die Struktur der Kollagene. Es kann sowohl aus der Universalami-nosäure Glutamat als auch aus der nichtproteinoge-nen Aminosäure Ornithin synthetisiert werden

Fallstrick

Biopterin und seine Derivate lassen namentlich eine Beziehung zu Tetrahy-drofolat oder Riboflavin vermuten. Dem ist aber nicht so. Biopterin kann vom Körper im Gegensatz zu Vitamin B_2 und B_9 selbst synthetisiert werden. Das hat seinen Grund – die beiden Vitamine haben einen **Pteridinring**, den der Organismus nicht selbst herstellen kann.

3.2   Aminosäureabbau

Viel Literatur beginnt ähnlich des Kohlenhy-dratstoffwechsels auch bei den Aminosäuren direkt mit der Beschreibung des Abbaus. Das hat damit zu tun, dass der Abbau oft leichter zu verallgemeinern ist. Außerdem ist schon die Entstehung einiger Aminosäuren mit dem Abbau anderer verbunden. Zu beden-ken ist jedoch, dass alle Aminosäuren, ob es-senziell oder nicht, einen mehr oder minder eigenen Abbauweg haben müssen.

❯ Unterteilen kann man den Metabolis-mus der Aminosäuren in einer Endstre-cke zu Pyruvat, Acetyl-CoA oder zum Citratzyklus allgemein (◘ Abb. 3.17).

Die zu Acetyl-CoA verstoffwechselten Aminosäuren bezeichnet man als **ketogen**. Die „auffüllenden" Substrate des Citratzy-klus erhält man in sogenannten anapleroti-schen Reaktionen. Bekanntester Vertreter

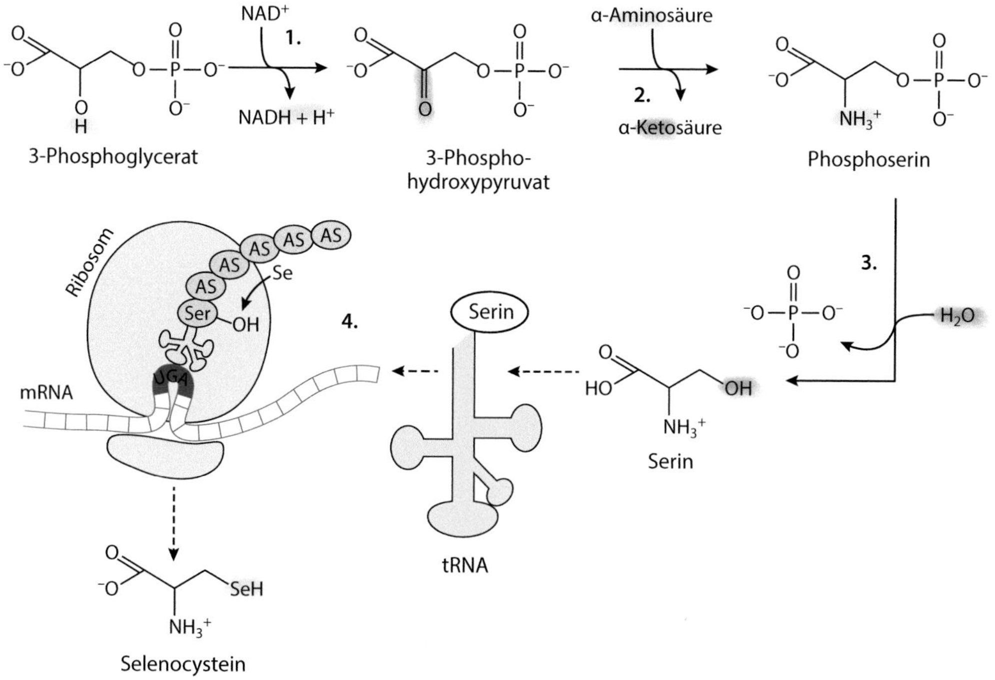

◻ Abb. 3.15 Serin wird in drei einfachen Schritten gewonnen, Selenocystein hingegen bedarf weiterer komplexer Reaktion während der Translation, wenn Serin bereits an der tRNA anhängt

ist wohl α-Ketoglutarat, aber auch Succinyl-CoA, Fumarat und Oxalacetat kommen vor. Diese können in der Gluconeogenese verwendet werden, weswegen die Ausgangssubstanzen **glucogene Aminosäuren** heißen.

Da die **Leber** das Organ des Metabolismus ist, finden hier alle Abbauwege statt. Auch die weitere Verarbeitung kann entsprechend direkt angeschlossen werden. So fallen die Überblicktabellen in den folgenden Abschnitten verkürzt aus.

> Allgemein erfolgt der Aminosäureabbau zum Zweck der Energiefreisetzung und Verpackung in eine transportfähige Form für die anderen Gewebe.

Die Proteolyse erfolgt dabei vor allem bei Hungerzuständen oder mangelhafter Zu-

fuhr von Glucose. Der Organismus befindet sich also in einem meta- bis katabolen Zustand.

Bevor es um die einzelnen Aminosäuren geht, sollte man sich die Vorgänge der Desaminierung klar machen. Die Abgabe der Aminogruppe ist immer der entscheidende Moment, in dem aus einem Aminosäurederivat ein Zuckerderivat wird.

— Die **eliminierende Desaminierung** ist wohl die gängigste Form. Dabei bildet sich kurzfristig eine Doppelbindung zwischen dem α- und dem β-C-Atom ausgelöst durch eine Dehydratisierung oder Desulfhydrierung. Dieser Reaktionsschritt ist immer PALP-abhängig. Danach isomerisiert die Doppelbindung zwischen das α-C-Atom und die Aminogruppe, wodurch diese sich leicht hydrolytisch ablösen lässt.

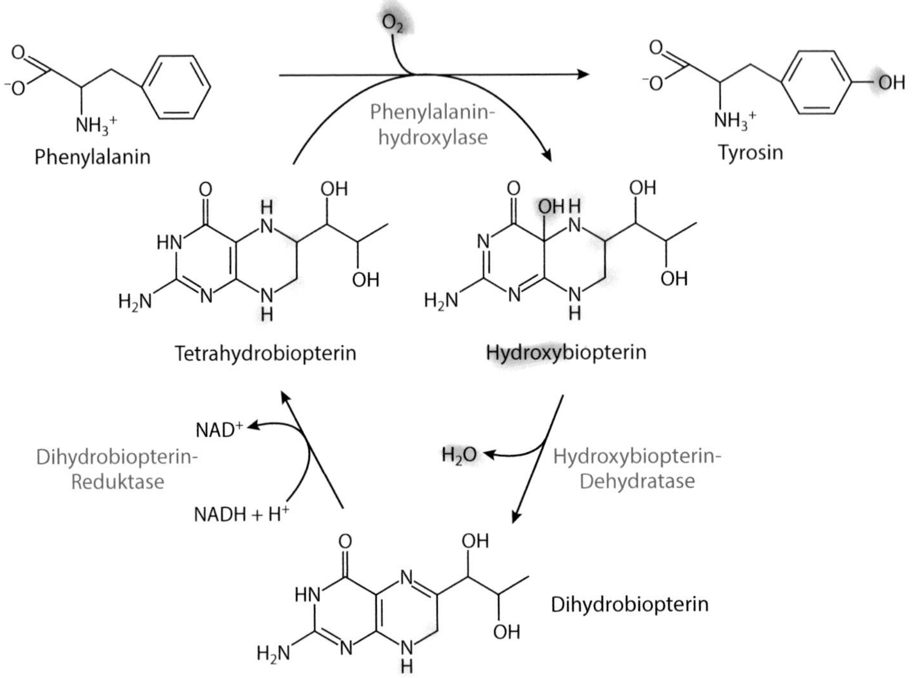

3

◘ Abb. 3.16   Als bedingt essenzielle Aminosäure kann Tyrosin aus der essenziellen Aminosäure Phenylalanin synthetisiert werden

❯ Es ist eine Ketogruppe anstelle der Aminogruppe getreten.

— Die verbleibenden Aminosäuren bedienen sich der **oxidativen Desaminierung**. Die oxidierten Hydronium-Ionen des α-C-Atoms und seiner Aminogruppe werden je nach Lokalisation der Reaktion auf NAD$^+$ oder NADP$^+$ übertragen. Es entsteht eine Doppelbindung, die wieder hydrolysiert werden kann. Dabei wird Ammoniak freigesetzt.
— Für die Regel braucht es auch immer eine Ausnahme – die **hydrolytische Desaminierung** ist ein **Sonderfall** der Glutaminase und der Asparaginase. Die beiden Strukturen haben gemein, dass sie zwei Aminogruppen besitzen.

❯ Die Eliminierung der zweiten Aminogruppe am β- bzw. γ-C-Atom erfolgt durch den synchronen Einbau von Wasser.

— Merkmal der Reaktion ist ihre Irreversibilität.

Mögen sich die Prozesse auch ähneln, unterscheiden sie sich doch in ihrer Bilanzierung des Wassers (◘ Abb. 3.18):

Eliminierende Desaminierung	→	$-H_2O + H_2O = \varnothing$
Oxidative Desaminierung	→	$-3\,H^+ + H_2O + H^+ = +O$
Hydrolytische Desaminierung	→	$+H_2O = +H_2O$

3.2.1 Glucogene Aminosäuren

Ob essenziell oder nicht, mehr als die Hälfte aller Aminosäuren lässt sich hier finden. Sie lassen sich zu beinahe jedem Produkt des Citratzyklus und der Gluconeogenese herunter-

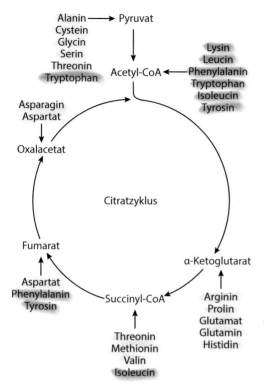

Abb. 3.17 Anaplerotische Aufteilung in den Energiestoffwechsel

brechen. Dafür gibt es eine mannigfaltige Abfolge von wiederkehrenden Reaktionen. Abgesehen von Desaminierungen erfolgen oft Transaminierungen und vereinen Stoffwechselwege. Auch Oxidationen, Hydratisierungen und Decarboxylierungen gehören in den Mix neben vereinzelten besonderen Zwischenreaktionen. Im Folgenden sind Aminosäuren mit gemeinsamen Metabolisierungen zusammen vorgestellt.

Alanin, Cystein, Glycin, Serin

Die Aminosäuren Alanin, Cystein, Glycin, Serin und Tryptophan haben ein gemeinsames Endprodukt: Pyruvat. Warum kommt dann Tryptophan nicht in diesem Abschnitt vor? Weil es gemischt glucoketogen ist und somit einen eigenen Abschnitt verdient hat.

❯ Wenn man nach Gemeinsamkeiten der anderen vier sucht, so fällt auf, dass sie alle drei C-Atome besitzen wie das Pyruvat, in das sie umgewandelt werden sollen (◘ Tab. 3.2).

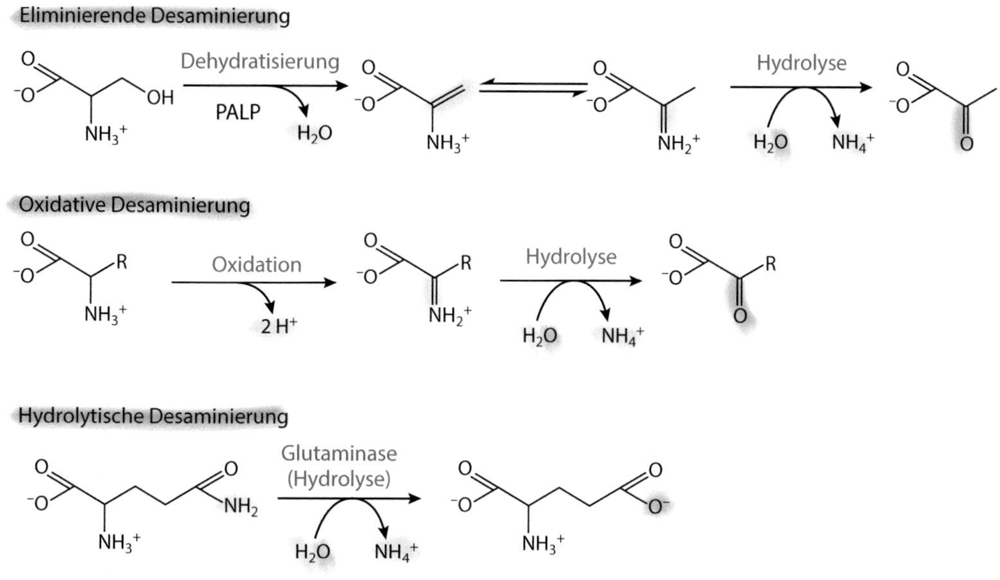

Eliminierende Desaminierung

Dehydratisierung

PALP

H_2O

Hydrolyse

H_2O NH_4^+

Oxidative Desaminierung

Oxidation

$2 H^+$

Hydrolyse

H_2O NH_4^+

Hydrolytische Desaminierung

Glutaminase (Hydrolyse)

H_2O NH_4^+

Abb. 3.18 Desaminierungsreaktionen

◘ Tab. 3.2   Wer-Wie-Was: Aminosäureabbau zu Pyruvat

Wer	Alanin	Cystein	Glycin und Serin (Methylen-THF, H_2O)
Was	Abbau zu Pyruvat	Abbau zu Pyruvat	Abbau von Glycin zu Pyruvat über Serin
Wie	Transaminierung mit α-Ketoglutarat	O_2-abhängige Oxidation, Transaminierung mit Abspaltung von Sulfit	Methylierung und Hydroxylierung zu Serin, eliminierende Desaminierung

Ausnahme ist **Glycin**, weswegen dessen Weg über Serin gehen muss.

Alanin als universeller Stickstoffentgifter der Muskulatur wird hauptsächlich in der Leber verstoffwechselt, denn nur dort kann die Gluconeogenese, für die es Energielieferant ist, ablaufen.

❯ Der Mechanismus ist entsprechend einfach – Alanin tauscht über die Alanin-Aminotransferase (ALAT) seine Aminogruppe mit α-Ketoglutarat, wodurch Glutamat und Pyruvat entstehen.

Cystein wird erst oxidiert, um dann zu Pyruvat umgesetzt zu werden. Es erfolgt eine Transaminierung mit Aspartat-Aminotransferase (ASAT), wobei sich auch Sulfit ablöst und zu Sulfat weiter oxidiert wird. Eine weitere Möglichkeit besteht in einer direkten Umwandlung zu Pyruvat, die jedoch in deutlich geringerem Maße vorkommt und somit nicht dargestellt ist.

Glycin wird mittels der schon erwähnten Serin-Hydroxymethyltransferase (SHMT) zu Serin methyliert. Dabei bedarf es des Methylentetrahydrofolats, eines Derivats des Vitamin B_9, und Wasser. **Serin** entsteht und kann durch die Serin-Dehydratase seine Aminogruppe abgeben (◘ Abb. 3.19).

Arginin, Glutamat, Glutamin, Histidin und Prolin

Die vier Headliner der Tabelle lassen sich über Glutamat als Reaktionsprodukt abbauen und in den Energiestoffwechsel einschleusen (◘ Tab. 3.3).

❯ Die gemeinsame Endstrecke des Glutamats bedarf lediglich einer einzigen Reaktion, durch die Glutamat-Dehydrogenase (GLDH) katalysiert.

Es ist eine **oxidative Desaminierung**, bei der die Hydronium-Ionen auf $NADP^+$ übertragen werden, die nur in den Mitochondrien stattfinden kann. Die GLDH kommt in verschiedenen Geweben vor, am meisten jedoch in der Leber. Das gebildete α-Ketoglutarat fließt in den Citratzyklus ein.

Der Harnstofftransporter **Arginin** wird hauptsächlich in der Leber abgebaut, wenn er auch ubiquitär verstoffwechselt werden kann. Nach Wirkung der Arginase liegen Harnstoff und Ornithin im Zytosol vor. Letzteres wird durch die PALP-abhängige Ornithin-Aminotransferase (OAT) und die Pyrrolin-5-carboxylat-Dehydrogenase (P5CDH) mittels Wasser und NAD^+ zu Glutamat umgewandelt (umgekehrt ▶ Abschn. 3.1.5).

Prolin folgt einem ähnlichen Weg, indem die Prolinreduktase $NADP^+$ nutzt, um Pyrrolin-5-carboxylat zu bilden. Die P5CDH bildet das universelle Zwischenprodukt Glutamat.

Glutamin muss sich nur seiner zweiten (distalen) Aminogruppe entledigen, was mittels **hydrolytischer Desaminierung** durch die Glutaminase gelingt.

So aufwendig die Synthese des **Histidins** auch zu sein vermag, sein Abbau ist deutlich einfacher: Die Histidase löst die α-Aminogruppe und es verbleibt **Urocanat** (auch Imidazolacrylat). Die C-C-

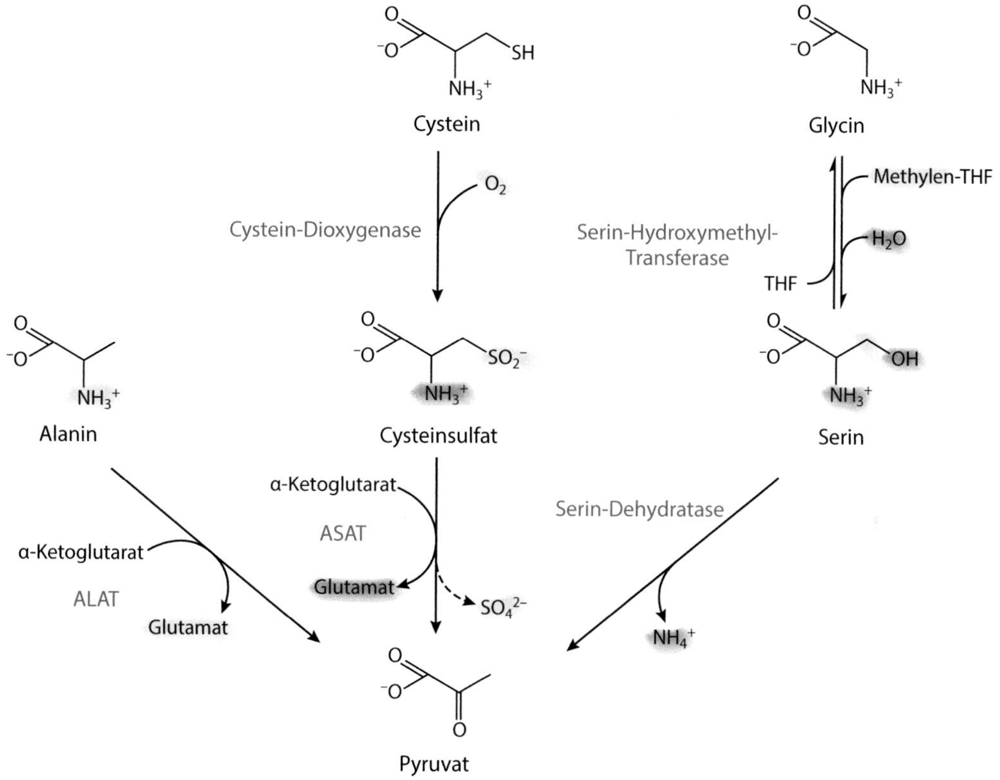

Abb. 3.19 Abbau von Alanin, Cystein, Glycin und Serin zu Pyruvat

Tab. 3.3 Wer-Wie-Was: Aminosäureabbau zu α-Ketoglutarat

Wer	Arginin, 3 H$_2$O, NAD$^+$, NADP	Prolin, 2 H$_2$O, NAD, NADP	Glutamin, H$_2$O, NADP	Histidin, 3 H$_2$O, THF, NADP
Was	Abbau zu α-Ketoglutarat	Abbau zu α-Ketoglutarat	Abbau zu α-Ketoglutarat	Abbau zu α-Ketoglutarat
Wie	Hydrolytische Abspaltung von Harnstoff zu Ornithin, Transaminierung zu Pyrrolin-5-carboxylat, Oxidation zu Glutamat, oxidative Desaminierung	Oxidation zu Pyrrolin-5-carboxylat, Oxidation zu Glutamat, oxidative Desaminierung	Hydrolytische Desaminierung zu Glutamat, oxidative Desaminierung	Desaminierung zu Urocanat, 2 Hydratisierungen zu N-Formiminoglutamat, Abspaltung der Formiminogruppe mit THF zu Glutamat, oxidative Desaminierung

Doppelbindung des Imidazolrings wird hydratisiert. Eine weitere Hydratisierung führt zur Öffnung des Rings, Formiminoglutamat ist entstanden. Mit Abgabe der Formiminogruppe an Tetrahydrofolat (THF) durch eine Transferase (2 H$^+$ wurden dafür aufgenommen) bleibt Glutamat übrig (Abb. 3.20).

3

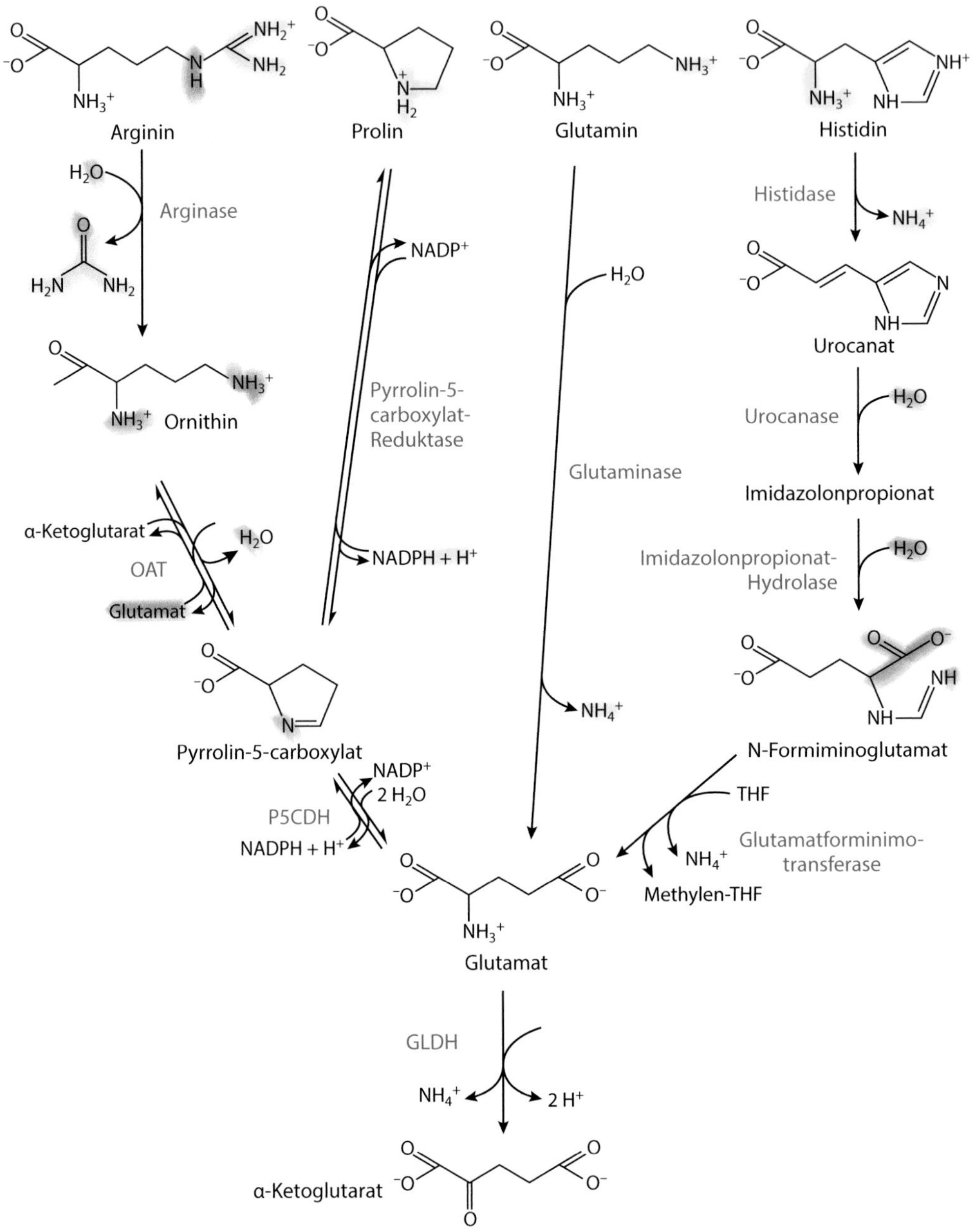

□ **Abb. 3.20**   Ganze fünf Aminosäuren finden ihr metabolisches Endprodukt im α-Ketoglutarat

Asparagin und Aspartat

Wie auch bei den Geschwistern Glutamin und Glutamat geht der Abbau von Asparagin einher mit dem Weg über Aspartat. Dieses kann zu Oxalacetat metabolisiert werden (□ Tab. 3.4).

❯ Außerdem verfügt Aspartat über zwei sehr ähnliche Abbauwege innerhalb von übergeordneten Stoffwechseln.

Der bekannteste Weg ist wieder einmal Teil des **Harnstoffzyklus**:

◘ Tab. 3.4 Wer-Wie-Was: Aminosäureabbau zu Fumarat/Oxalacetat

Wer	Aspartat, ATP, Arginin	Aspartat, GTP, IMP	Asparagin, H_2O
Was	Abbau zu Fumarat	Abbau zu Fumarat	Abbau zu Oxalacetat über Aspartat
Wie	ATP verbrauchende Kondensation mit Citrullin zu Argininosuccinat, Spaltung zu Arginin und Fumarat	GTP verbrauchende Kondensation mit IMP zu Adenylosuccinat, Spaltung zu AMP und Fumarat	Hydrolytische Desaminierung zu Aspartat, Transaminierung mit α-Ketoglutarat zu Glutamat und Oxalacetat

— Zusammen mit Citrullin wird durch eine Synthetase Argininosuccinat gebildet, welches im Folgeschritt zu Arginin und Fumarat gespalten wird. Der weitere Abbau des Arginins wurde im ► Abschn. 3.1.2 erläutert.

— Man nennt diese Reaktionen, wenn von drei weiteren gefolgt, auch Aspartatzyklus, denn theoretisch kann aus Fumarat über Malat und Oxalacetat auch erneut Aspartat gebildet werden. Damit wäre erneut ein Ammonium-Ion gebunden, um dem Harnstoffzyklus zugeführt zu werden.

❯ Die andere Möglichkeit ist die gleiche Reaktionsfolge nur mit Einsatz von Guanosintriphosphat (GTP) statt ATP als Energielieferant der Synthetase und mit Inosinmonophosphat (IMP) statt Citrullin als Substrat. Vornehmlich kommt dieser Weg im Muskel zum Tragen.

— Es wird entsprechend Adenylosuccinat gebildet, welches zu Adenosinmonophosphat (AMP) und Fumarat gespalten wird.

— Vorteil ist hier, dass das in AMP gebundene Ammonium-Ion mittels AMP-Desaminase leicht gelöst und durch Glutaminsynthese Richtung Leber oder Niere abtransportiert werden kann.

— Das verbliebende Fumarat kommt dem Muskel direkt als Energielieferant zugute.

— Da das IMP Grundbaustein und AMP selbst eine der Purinbasen ist, spricht man hier vom **Purinnukleotidzyklus** (◘ Abb. 3.21).

Besonders ist der Abbau von **Asparagin**, wobei zunächst eine **hydrolytische Desaminierung** durch die Asparaginase erfolgt. Aspartat wird im Folgenden mit α-Ketoglutarat transaminiert. Glutamat geht seinen eigenen Weg, während Oxalacetat in den Citratzyklus eintritt.

Threonin

Threonin lässt sich über zwei Mechanismen in den Kohlenhydratabbau einschleusen (◘ Tab. 3.5).

❯ Zum einen kann es durch die PALP-abhängige Threonin-Aldolase zu Glycin und Acetaldehyd abgebaut werden.

— Der Weg des Glycins wurde in Abschn. „► Alanin, Cystein, Glycin, Serin" abgehandelt und ist hier nur noch bildlich dargestellt.

— Das Acetaldehyd kann weiter zu Acetyl-CoA verstoffwechselt werden, per se könnte man also Threonin auch als ketogen betrachten. Das Augenmerk liegt jedoch auf dem Anteil, der die zu beseitigende Aminogruppe trägt, welcher bisher noch in Form des Glycins existiert (◘ Abb. 3.22).

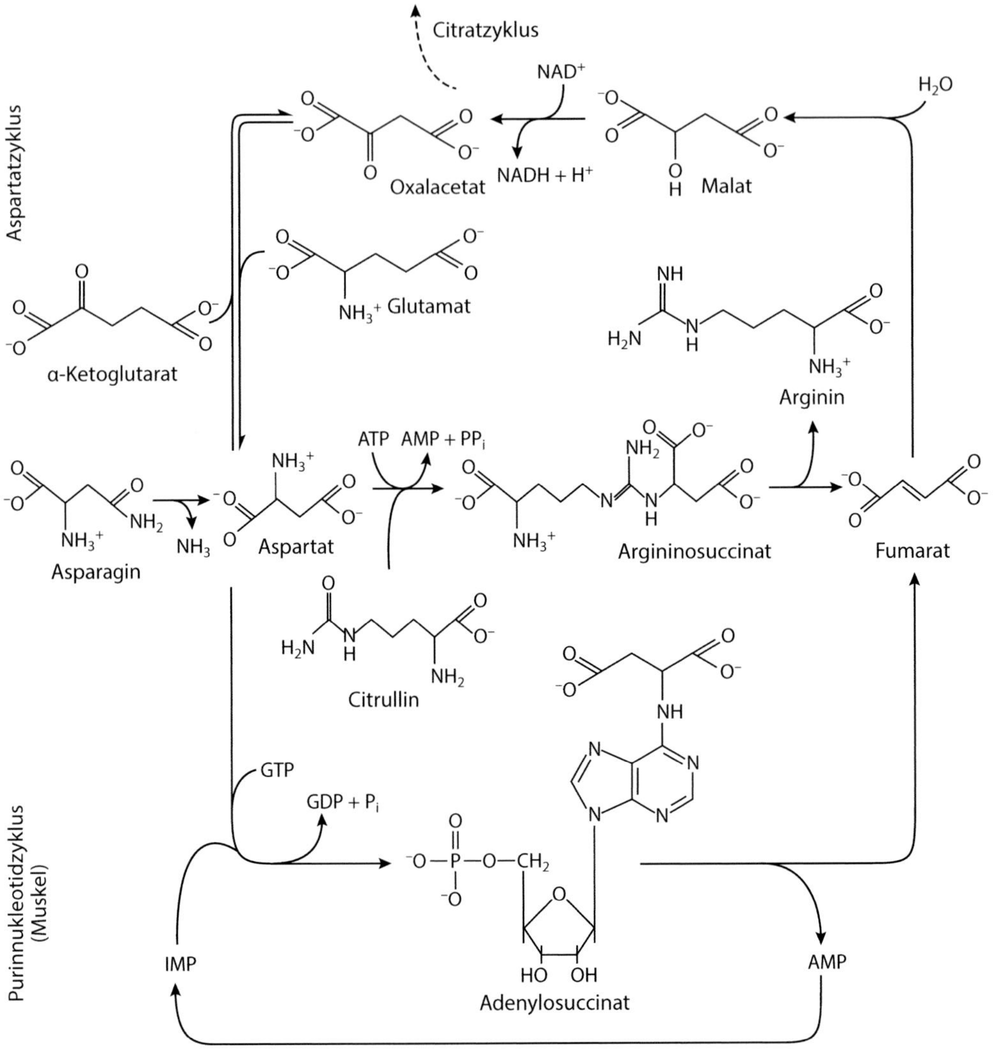

3

□ **Abb. 3.21**   Asparagin und seine Säure Aspartat können diverse Wege einschlagen, um metabolisiert zu werden

Der andere Weg ist dem Threonin eigen.
— Die Serin-Threonin-Dehydratase bildet α-Ketobutyrat in einer **eliminierenden Desaminierungsreaktion**. Dieses kam zuvor in Zusammenhang mit der Cysteinbildung beim Methioninabbau (▶ Abschn. 3.1.4) vor.
— Unter Freisetzung von Kohlendioxid bildet die α-Ketobutyrat-Dehydrogenase im Mitochondrium **Propionyl-CoA**.

— Dieses wird wiederum biotinabhängig carboxyliert zu Methylmalonyl-CoA und zu guter Letzt durch die Methylmalonyl-CoA-Mutase zu **Succinyl-CoA** umgesetzt. Diese Reaktionen sind dem Abbau der ungeradzahligen Fettsäuren identisch (▶ Abschn. 2.2.1 „Abbau ungeradzahliger Fettsäuren") (□ Abb. 3.23).

Denkstütze

Die Dehydrogenase-Komplexe von Pyruvat, α-Ketoglutarat und α-Ketobutyrat werden zusammengefasst als α-Ketosäure-Dehydrogenasen bezeichnet. Die alle bestehen aus ähnlichen Untereinheiten und katalysieren die gleiche Reaktion mit unterschiedlichen Substraten.

Methionin und Valin

Die letzten Vertreter der rein glucogenen Aminosäuren sind Methionin und Valin. Der Methionin-Abbau kam schon öfter in früheren Abschnitten vor, denn sein Metabolismus ist eng mit anderen Aminosäuren verknüpft. Methionin ist durch die Methylierungsreaktionen seines Derivats **S-Adenosylmethionin** (SAM) unverzichtbar (◘ Tab. 3.6).

◘ Tab. 3.5 Wer-Wie-Was: Threoninabbau

Wer	Threonin, Methylen-THF, H_2O	Threonin, CO_2, Biotin
Was	Abbau zu Pyruvat über Glycin und Serin	Abbau zu Succinyl-CoA
Wie	Abspaltung von Acetaldehyd, Übertragung von Methyl- und Hydroxylgruppe von Methylen-THF und H_2O, eliminierende Desaminierung	Eliminierende Desaminierung, Decarboxylierung, biotinabhängige Carboxylierung, zweifache Isomerisierung

❯ Nichtsdestotrotz ist der menschliche Organismus nicht fähig, es zu synthetisieren, weswegen er sich Möglichkeiten geschaffen hat, es zu regenerieren.

Methionin wird immer über SAM abgebaut.

- Der Name verrät schon, dass ein Adenosylrest angehängt wird, Substrat dafür ist ATP (1).
- Nach Aufnahme der Methylgruppe (2) wird **S-Adenosylhomocystein** hydrolytisch von seinem Adenosylrest befreit (3).
- Die Cystathionin-β-Synthase fügt PALP-abhängig Serin unter Abgabe von Wasser an (4).
- Cystein und Ammoniak werden wiederum PALP-abhängig von der Cystathionin-γ-Lyase abgespalten und es verbleibt **α-Ketobutyrat** (5).
- Dieses wird in drei weiteren Reaktionen über Propionyl-CoA zu Succinyl-CoA umgewandelt. Die entsprechenden Schritte wurden im Abschn. „▸ Threonin" erläutert.

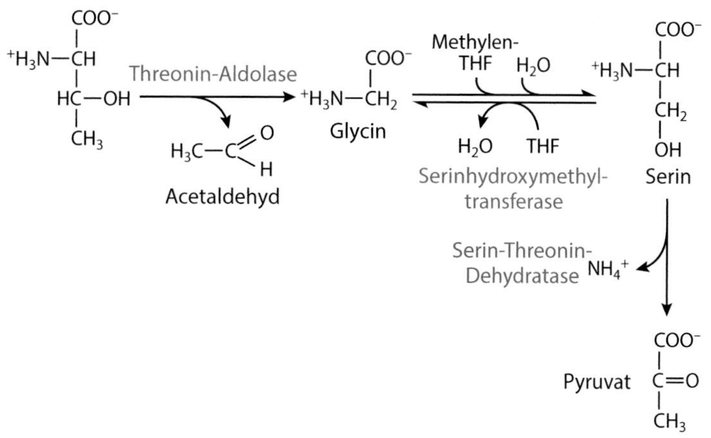

◘ Abb. 3.22 Threonin kann entweder zu Pyruvat abgebaut werden…

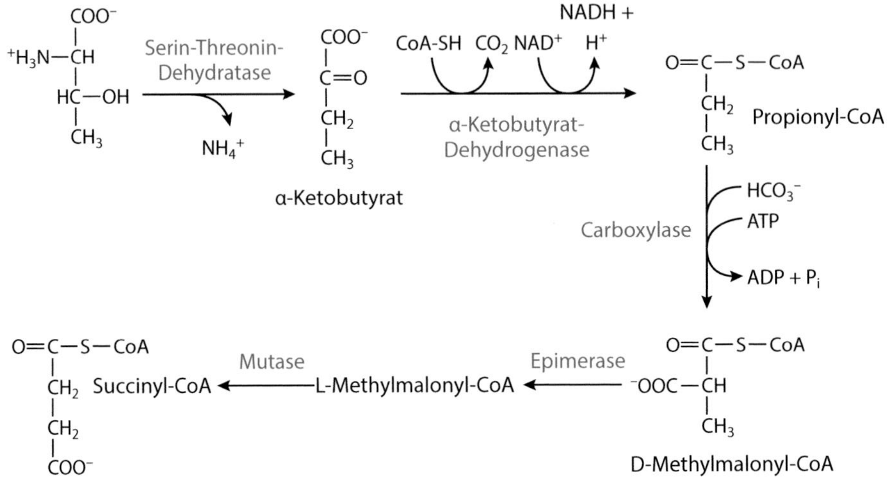

3

◨ Abb. 3.23   … oder zu Succinyl-CoA abgebaut werden. Beide laufen also in den Citratzyklus ein

◨ Tab. 3.6   Wer-Wie-Was: Aminosäureabbau zu Succinyl-CoA

Wer	Methionin, ATP, 2 H_2O, Serin, CoA-SH, NAD^+	Valin, α-Ketoglutarat, 3 NAD^+, 2 CoA-SH, FAD, 2 H_2O
Was	Abbau zu Succinyl-CoA	Abbau zu Succinyl-CoA
Wie	Transmethylierung zu Homocystein, Bindung von Serin unter H_2O-Abspaltung, hydrolytische Abspaltung von Cystein und Ammonium-Ion, biotinabhängige Carboxylierung, zweifache Isomerisierung	Transaminierung mit α-Ketoglutarat, dehydrierende Decarboxylierung mit NAD^+ und CoA-SH, Oxidation mit FAD, Hydratisierung, Hydrolyse, Oxidation, mit NAD^+, erneut dehydrierende Decarboxylierung, biotinabhängige Carboxylierung, zweifache Isomerisierung

❯ Soll das Methionin recycelt werden, nachdem es Methylgruppendonor war, so wird das übrige Homocystein durch die Methylcobalamin-abhängige (Vitamin B_{12}) Methioninsynthase remethyliert.

— Die Methylgruppe entstammt dabei N^5-Methyltetrahydrofolat (6) (◨ Abb. 3.24).

Valin hat mit den anderen **verzweigtkettigen Aminosäuren** gemein, dass es die Prozesse der Transaminierung, dehydrierenden Decarboxylierung, Oxidation und Hydratisierung in gleicher Reihenfolge durchläuft. Es unterscheidet sich jedoch deutlich in den letzten Reaktionen seines Abbauprozesses und kann ausschließlich glucogen verwertet werden. Sein Gegenspieler ist Leucin, das rein ketogen abgebaut wird, und Isoleucin bildet das Bindeglied als glucoketogene Aminosäure.

— Es erfolgt also zuerst eine Transaminierung durch die Verzweigtketten-Aminosäure-Transaminase (BCAA) (1), es entsteht α-Ketoisovaleriansäure.

— Der Verzweigtketten-α-Keto-Dehydrogenase-Komplex (aus dem Englischen „branched chain ketoacid dehydrogenase kinase" auch BCKDC abgekürzt), eng verwandt mit und deshalb ähnlich funktionierend wie andere Dehydroge-

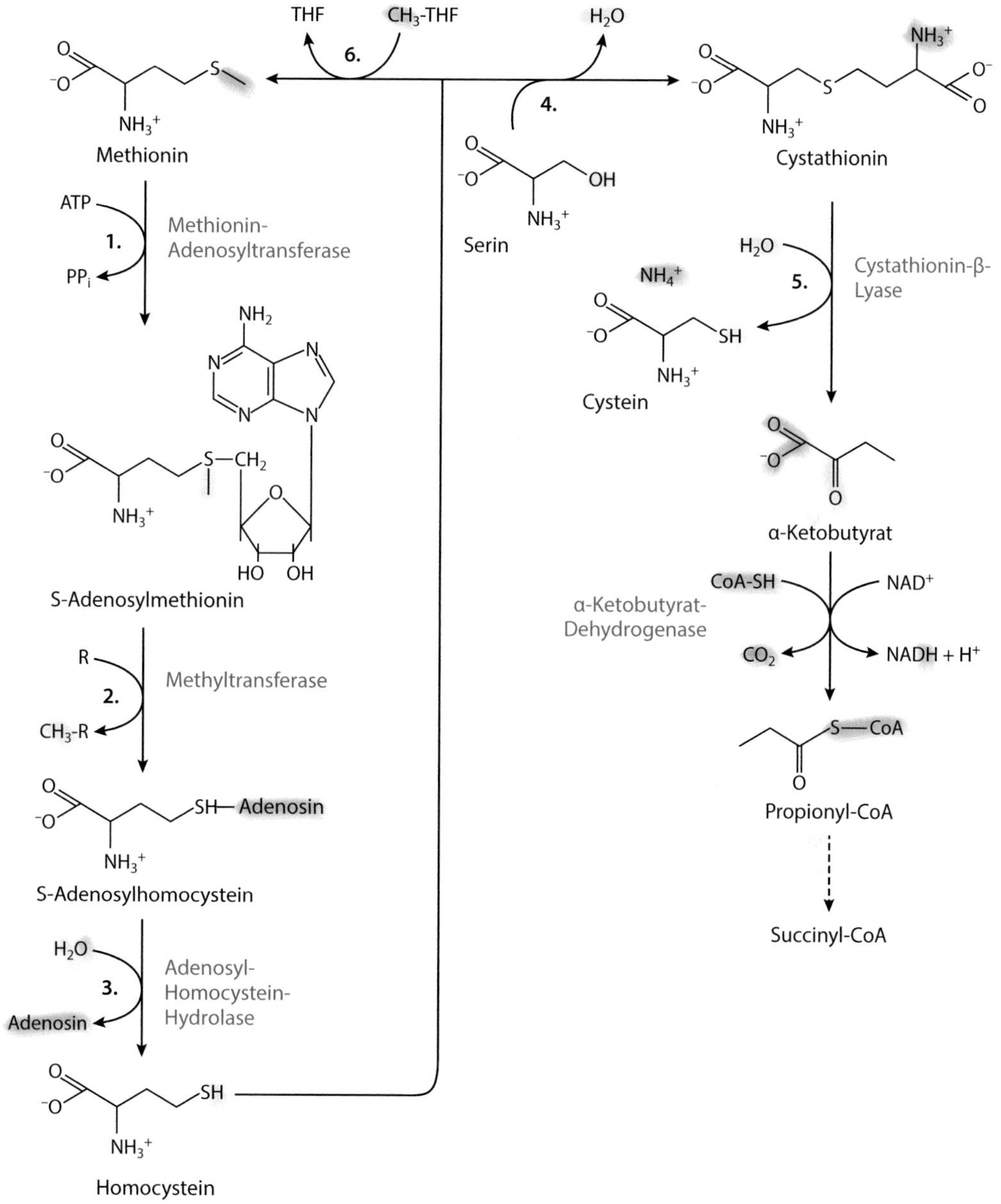

◻ Abb. 3.24 Methioninabbau. Vom Metabolit Homocystein kann Methionin als Methylgruppendonor wieder regeneriert werden oder über Propionyl-CoA und schließlich Succinyl-CoA in den Energiestoffwechsel einfließen

nase-Komplexe, bildet Isobutyryl-CoA (2).

— Dieses wird mit FAD von einer Dehydrogenase oxidiert (3), um direkt weiter zu 3-Hydroxyisobutyryl-CoA hydratisiert zu werden (4).

❯ Hier weicht der Abbau von den anderen BCAA ab:

— 3-Hydroxyisobutyryl-CoA wird hydrolysiert (5) und verliert sein Coenzym A.

3

– Danach erst wird das 3-Hydroxy-isobutyrat mit NAD+ zum Methylmal-onatsemialdehyd oxidiert (6).
– Aus dem vier C-Atome zählenden Ge-rüst kann nun in nur einem Schritt ein Kohlendioxid entzogen und erneut ein Coenzym A angehängt werden (7).

❯ Diese erneute dehydrierende Decarboxy-lierung stellt in der Gruppe der Aldehyd-Dehydrogenasen eine Besonderheit dar, denn alle anderen besitzen nicht die Fä-higkeit, CoA zu verestern.

– Aus der komplexen Reaktion resultiert Propionyl-CoA, welches wie in Abschn. „▶ Threonin" beschrieben weiter zu Succinyl-CoA verarbeitet wird (◘ Abb. 3.25).

Denkstütze

Methylgruppen haben wichtige regulato-rische Funktionen an der DNA und RNA, z. B. erfolgt keine Transkription, wenn Histone methyliert sind, weil sich die entsprechende Region nicht entspira-lisiert. Oft ist es auch der letzte Schritt von einem biogenen Amin zum Hormon oder Neurotransmitter, z. B. Adrenalin.

3.2.2   Ketogene Aminosäuren

Diese Gruppe begrenzt sich auf zwei Amino-säuren, die eine verzweigt, die andere auffäl-lig durch ihr langes Kohlenstoffgerüst.

❯ Beide werden zu Acetyl-CoA metaboli-siert.

Das kann doch auch in den Citratzyklus ein-fließen wie die glucogenen Aminosäuren, wa-rum die andere Bezeichnung? Betrachtet man die Stoffwechselendprodukte der glucogenen Aminosäuren, so haben sie gemein, dass sie auch zur Gluconeogenese verwendet werden

können. Das ist auch vonnöten, wenn der Or-ganismus in einen Hungerzustand gerät. Fette und Proteine werden zugunsten der Er-haltung des Energiestoffwechsels obligater Glucoseverwerter abgebaut, um Glucose zu bilden.

❯ Die ketogenen Aminosäuren können das nicht, denn von Acetyl-CoA führt kein Weg zur Gluconeogenese. Sie können höchstens zu Ketonkörpern als alterna-tive Energiequelle abgegeben werden, da-her ihr Name.

Leucin und Lysin

Das **Leucin** lässt sich wie zu erwarten ähnlich Isoleucin und Valin verstoffwechseln (◘ Tab. 3.7).
– So beginnt sein Abbau wieder mit der **Ver-zweigtketten-Aminosäure-Transaminase** (1) gefolgt von der Verzweigtketten-α-Keto-Dehydrogenase (2). Das mit Coen-zym A veresterte Produkt heißt Isovale-ryl-CoA (auch β-Methylbutyryl-CoA).
– Die Isovaleryl-CoA-Dehydrogenase bil-det 3-Methylcrotonyl-CoA (3).
– Hier weicht der Metabolismus zunächst vom Standard ab – vor der Hydratisie-rung wird ein Kohlendioxid unter ATP-Verbrauch angehängt (4). **β-Hydroxy-β-Methylglutaryl-CoA** (HMG-CoA) ist bereits ein bekanntes Molekül aus der Cholesterin-Synthese (▶ Abschn. 2.1.3), es zeichnet sich also der Weg zum Ace-tyl-CoA ab.
– Ein erstes wird durch die HMG-CoA-Lyase freigesetzt (5). Das übrige Kohlen-stoffgerüst hat kein Coenzym A mehr und heißt Acetacetat. Jenes ist bereits ein Ketonkörper, kann aber noch zu weite-ren zwei Acetyl-CoA abgebaut werden.
– Dafür muss eine Transacylierung mit Succinyl-CoA erfolgen (6).
– Acetoacetyl-CoA wird in einem letzten Schritt durch die β-Thiolase mit einem freien Coenzym A verestert und gespal-ten (7).

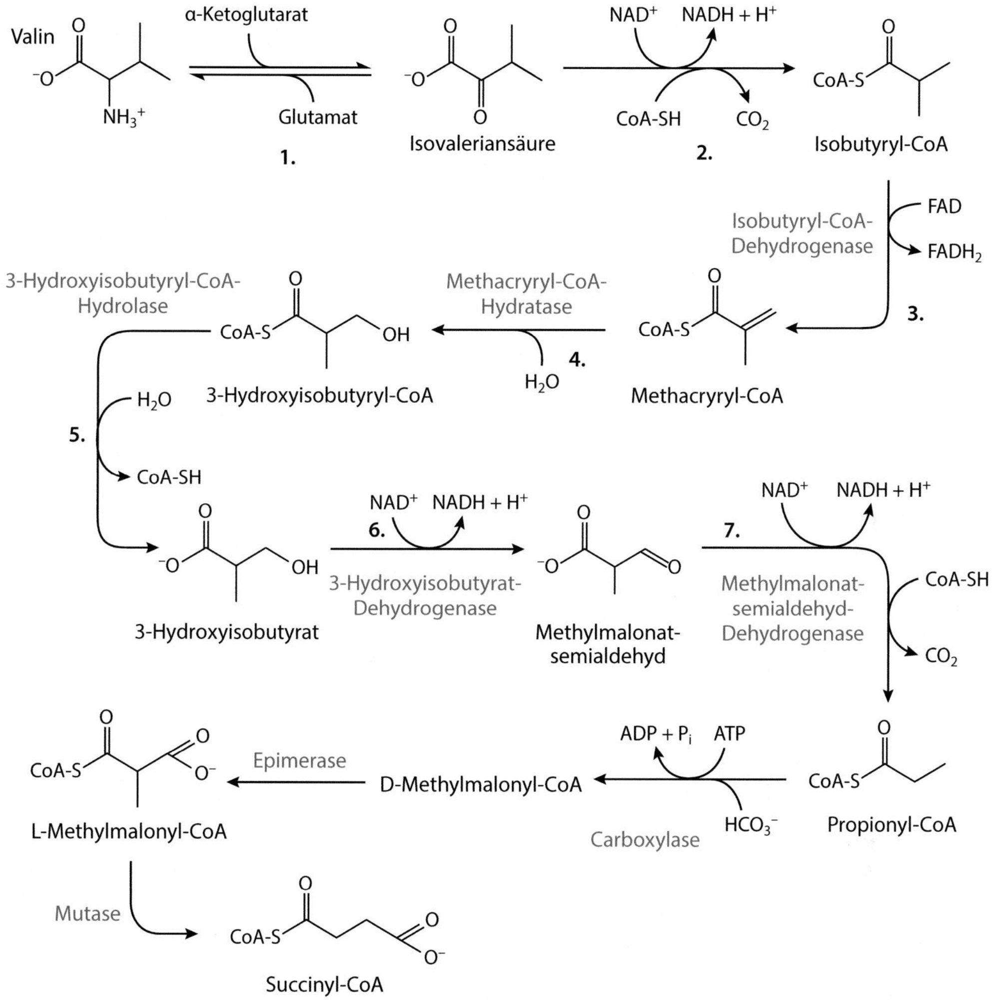

Abb. 3.25 Der Abbau der verzweigten Kohlenstoffkette endet in einem Substrat des Citratzyklus

Tab. 3.7 Wer-Wie-Was: Aminosäureabbau zu Acetyl-CoA

Wer	Leucin, NAD$^+$, CoA-SH, FAD, ATP, CO$_2$, H$_2$O	Lysin, 3 NAD$^+$, FAD, H$_2$O, CoA-SH
Was	Abbau zu Acetyl-CoA	Abbau zu Acetyl-CoA
Wie	Transaminierung mit α-Ketoglutarat, dehydrierende Decarboxylierung mit NAD$^+$ und CoA-SH, Oxidation mit FAD, ATP-abhängige Carboxylierung, Hydratisierung, C-C-Spaltung zu Acetyl-CoA und Acetacetat (kann zu 2 weiteren Acetyl-CoA abgebaut werden oder zu Ketonkörper)	ε-Transaminierung mit α-Ketoglutarat, Oxidation mit NAD$^+$, Transaminierung mit α-Ketoglutarat, dehydrierende Decarboxylierung mit NAD$^+$ und CoA-SH, oxidative Decarboxylierung mit FAD, Hydratisierung, Oxidation mit NAD$^+$, Acetoacetyl-CoA-β-Thiolase mit CoA-SH zu 2 Acetyl-CoA

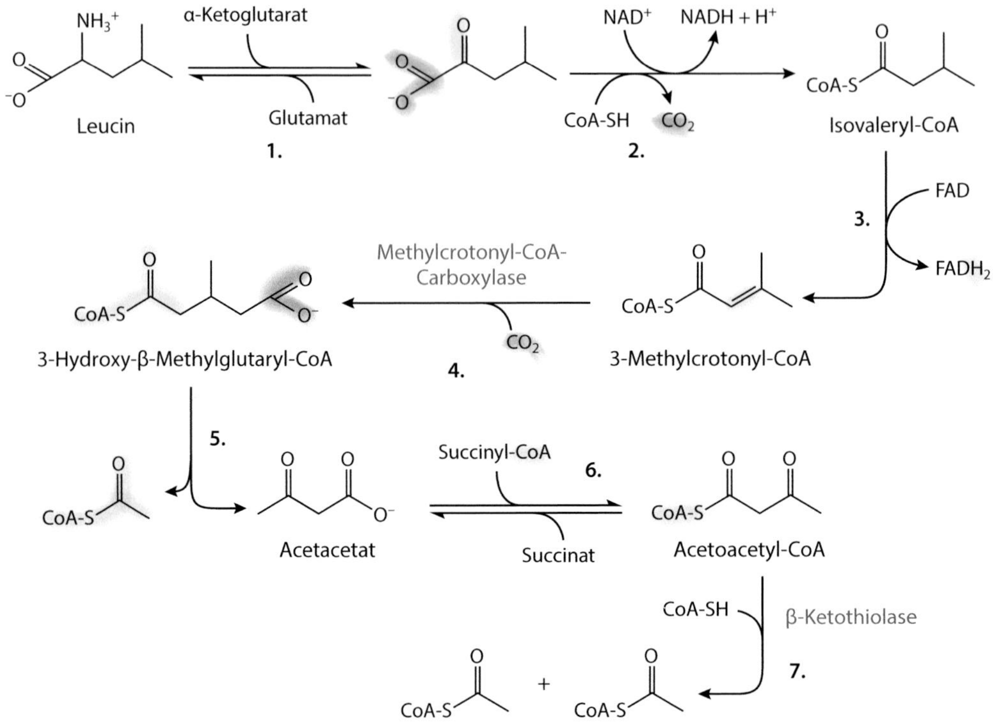

3

Abb. 3.26   Die zweite verzweigtkettige Aminosäure wird zu gleich zwei Acetyl-CoA für den Citratzyklus abgebaut

❯ Diese Reaktionsfolge entspricht dem Ketonkörperabbau.

❯ Aus einem Leucin sind netto drei Acetyl-CoA entstanden (▢ Abb. 3.26).

Lysin steigt direkt mit einer besonderen Reaktion ein, der **ε-Transaminierung**. Grund ist die Aminogruppe am spezifischen Rest, genauer dem ε-C-Atom (6. C-Atom).

— Die **Saccharopin-Dehydrogenase** nutzt dabei das übliche α-Ketoglutarat als Substrat, muss aber Wasser abspalten und benötigt NADH + H$^+$, um Saccharopin zu bilden. Dieses ist entsprechend ein reduziertes Fusionsprodukt, das wieder oxidiert und hydrolysiert werden muss, wobei die ε-Aminogruppe den Transfer erlebt (1).

— α-Aminoadipat-δ-Semialdehyd wird direkt von der α-Aminoadipat-δ-

Semialdehyd-Dehydrogenase oxidiert (2) (▢ Abb. 3.27).

— Die Aldehydgruppe wird mittels H$_2$O zur Carbonylgruppe. α-Aminoadipat wird erneut transaminiert, um die α-Aminogruppe auf α-Ketoglutarat zu übertragen (3).

— Nun liegt **α-Ketoadipat** vor, welches von der α-Ketoglutarat-Dehydrogenase dehydrierend decarboxyliert wird und dabei seinen CoA-Rest erhält (4).

— Das Glutaryl-CoA wird mit FAD oxidativ decarboxyliert zu Crotonyl-CoA (5).

— Damit liegt eine Doppelbindung in der Mitte des Moleküls vor, die durch die Crotonyl-CoA-Hydratase wieder aufgehoben wird (6).

— Der 3-Hydroxybutyryl-CoA-Dehydrogenase Komplex nutzt NAD$^+$ als Oxidationsmittel (7).

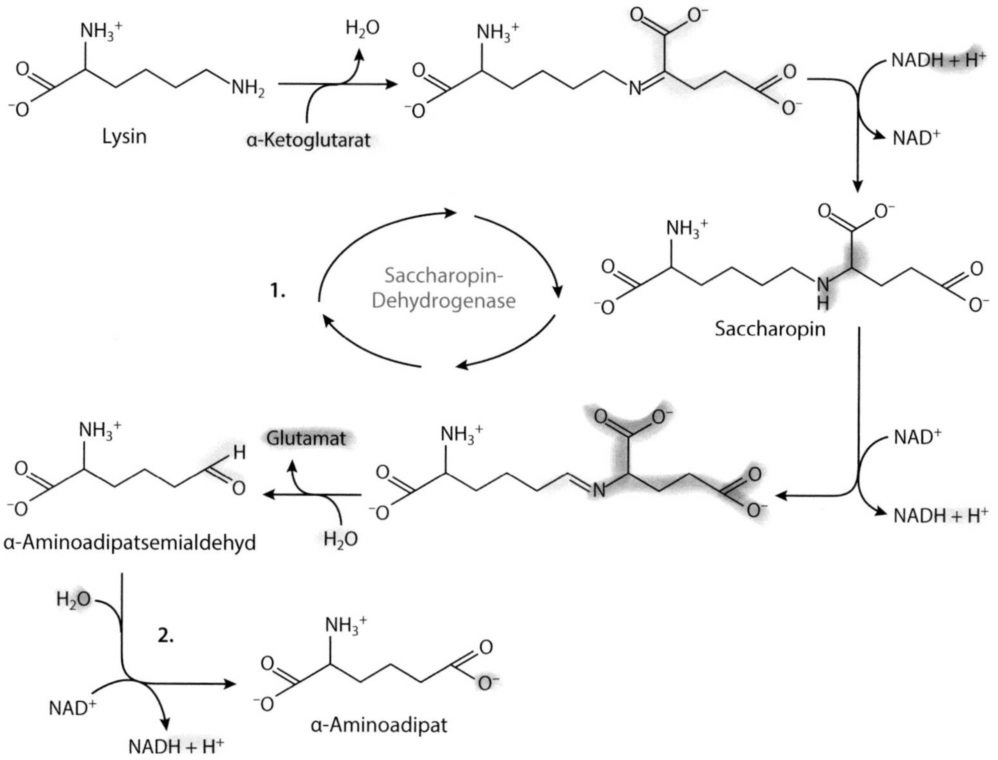

Abb. 3.27 Die ersten drei Teilreaktionen des Lysinabbaus finden an einem Enzym statt

— Acetoacetyl-CoA ist entstanden und wird durch die β-Thiolase mit einem freien Coenzym A verestert und gespalten (8).

❯ Lysin wurde netto zu zwei Acetyl-CoA abgebaut (◻ Abb. 3.28).

3.2.3 Gemischt glucoketogene Aminosäuren

Die Multitalente unter den Aminosäuren sind solche, die zu einem Teil zu einem ketogenen, zu einem anderen Teil zu einem glucogenen Abbauprodukt metabolisiert werden. Die vier betreffenden Aminosäuren bilden eine bunte Truppe mit beispielsweise Isoleucin als dritter und letzter der verzweigtkettigen Aminosäuren.

Isoleucin

Die letzte der verzweigtkettigen Aminosäuren in diesem Abschnitt wird ähnlich der andern beiden abgebaut, allerdings fallen dabei gleich zwei Substrate des Energiestoffwechsels an (◻ Tab. 3.8).

— Nachdem die **Verzweigtketten-Aminosäure-Transaminase** (1) und der BCKDC-Komplex (2) das Molekül desaminiert, decarboxyliert und mit CoA verestert haben, liegt 2-Methylbutanoyl-CoA vor.

— Die Acyl-CoA-Dehydrogenase oxidiert es zu 2-Methylcrotonyl-CoA (3), welches durch die Enoyl-CoA-Hydratase weiter zu 3-Hydroxy-2-Methylbutanoyl-CoA abgebaut wird (4).

— 2-Methylacetoacetyl-CoA entsteht nach der zweiten Oxidation (5).

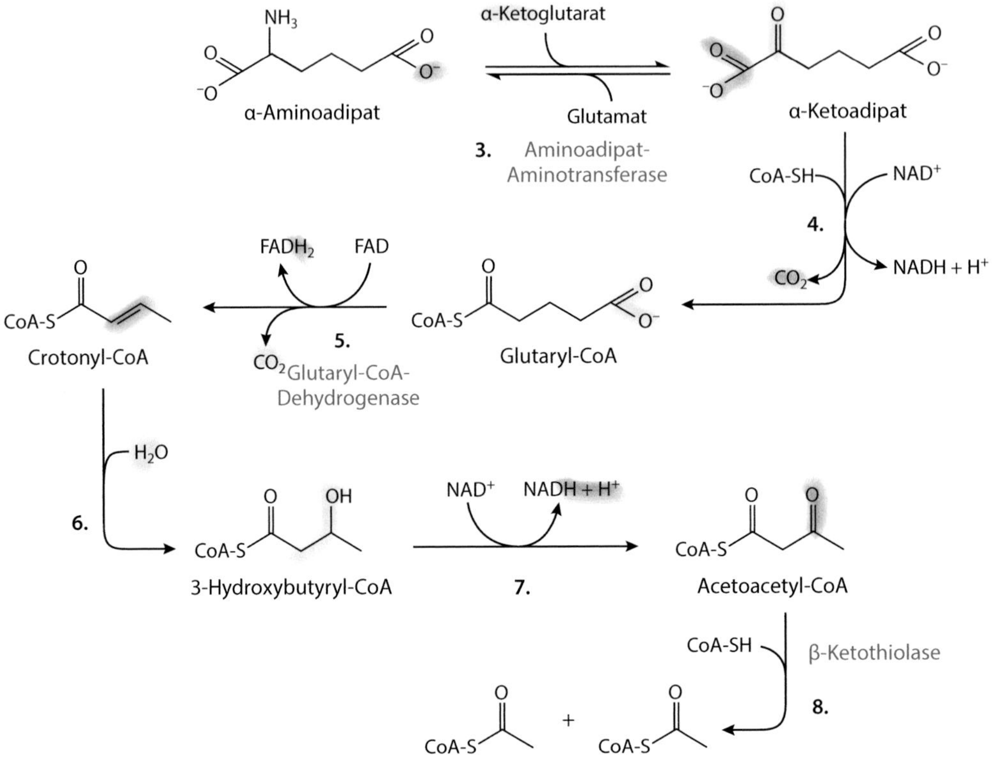

3

○ **Abb. 3.28**   Auch Lysin, sei es noch so einer anderen Gruppe an Aminosäuren zugeordnet, wird am Ende zu zwei Acetyl-CoA verstoffwechselt

○ **Tab. 3.8** Wer-Wie-Was: Isoleucinabbau	
Wer	Isoleucin, α-Ketoglutarat, 2 NAD$^+$, 2 CoA, FAD, H_2O
Was	Abbau zu Acetyl-CoA und Succinyl-CoA
Wie	Transaminierung, dehydrierende Decarboxylierung, Oxidation, Hydratisierung, 2. Oxidation, Acetyl-CoA-Abspaltung, Carboxylierung, Isomerisierung

— Die   Acetyl-CoA-C-Acyltransferase führt den wichtigsten Schritt durch.

❯ Ein freies CoA wird mit dem Rest nach Abspaltung von Acetyl-CoA verestert, Propionyl-CoA ist entstanden (6).

— Dieses wird wie in Abschn. „► Threonin" zu **Succinyl-CoA** abgebaut. Die biotinabhängige Carboxylierung und die Methylmalonyl-CoA-Mutase sind Reaktionen des Abbaus der ungeradzahligen Fettsäuren (○ Abb. 3.29).

Phenylalanin und Tyrosin

Aufwendig am Abbau von Phenylalanin und Tyrosin ist die Zerlegung des Rings (○ Tab. 3.9).

❯ Zuerst wird Phenylalanin in einem einzigen Schritt zu Tyrosin metabolisiert.

— Dazu bedarf es molekularen Sauerstoffs und Tetrahydrobiopterins als Cofaktor. Beide Reaktionspartner erhalten eine Hydroxygruppe.

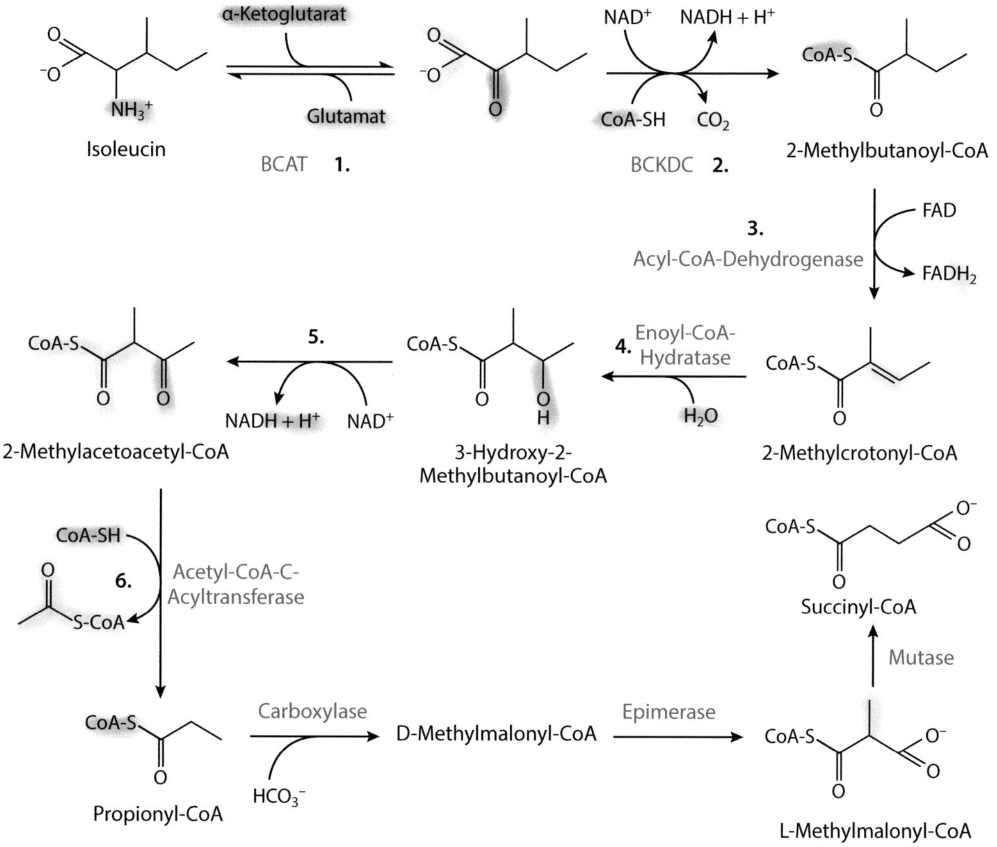

Abb. 3.29 Der Abbau des Isoleucins setzt Acetyl-CoA und Succinyl-CoA frei

Tab. 3.9 Wer-Wie-Was: Phenylalanin- und Tyrosinabbau	
Wer	Phenylalanin, H_2O, 3 O_2
Was	Abbau zu Fumarat und Acetyl-CoA über Tyrosin
Wie	Hydroxylierung zu Tyrosin, Transaminierung mit α-Ketoglutarat, oxidative Decarboxylierung, Oxygenierung, Isomerisierung, hydrolytische Spaltung zu Fumarat und Acetacetat (kann zu 2 weiteren Acetyl-CoA abgebaut werden oder zu Ketonkörper)

– Tyrosin gibt seine Aminogruppe an α-Ketoglutarat ab, sodass para-Hydroxyphenylpyruvat entsteht.

❯ Durch eine Oxygenase wird Kohlendioxid unter Einfluss von Vitamin C abgespalten.

– Die Homogentisat-Dioxygenase führt die eigentliche Spaltung des Phenylrings durch.
– Danach ist eine Isomerisierung um die C-C-Doppelbindung nötig.

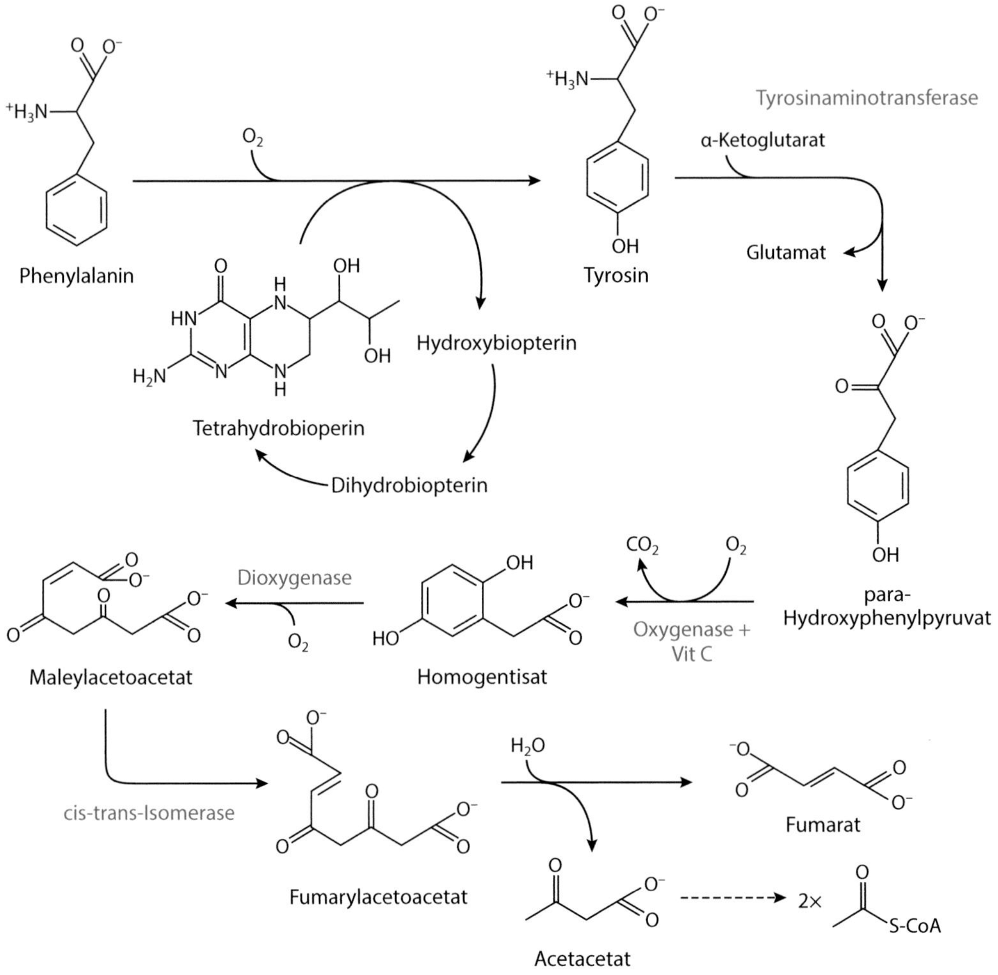

3

◻ **Abb. 3.30**   Phenylalanin und Tyrosin werden beide zu je drei Metaboliten des Energiestoffwechsels abgebaut

— Fumarylacetacetat wird nur noch hydrolysiert zu **Fumarat**, welches direkt dem Citratzyklus zukommen kann, und **Acetacetat**.

❯ Letzteres kann wiederum als Ketonkörper genutzt oder in zwei Acetyl-CoA umgewandelt werden (◻ Abb. 3.30).

Tryptophan

Tryptophan ist eine Ausnahme (◻ Tab. 3.10).
— Die Tryptophan-2,3-Dioxygenase spaltet den **Indolring** unter Insertion von molekularem Sauerstoff direkt zu Beginn.

— Das Formylkynurein verliert sein Format (Ameisensäure) durch Hydrolyse mit der Kynurenin-Formamidase. Ameisensäure wird in vielen weiteren Stoffwechselwegen weiterverwendet.
— Die Kynurenin-3-Monoxygenase benötigt zwar auch molekularen Sauerstoff, allerdings geht nur eines der Atome auf Kynurenin über, das zweite reagiert zu Wasser.
— Die Kynureninase löst Alanin aus und 3-Hydroxy-Anthranilsäure bleibt zurück.

❯ Dieses Alanin wird in seinem eigenen Metabolismus zu Pyruvat abgebaut.

■ **Tab. 3.10** Wer-Wie-Was: Tryptophanabbau

Wer	Tryptophan, 3 O_2, 3 H_2O, NAD^+, $NADPH + H^+$
Was	Abbau zu Acetyl-CoA und Pyruvat (über Alanin)
Wie	Oxidative Spaltung der Pyrrolrings, Deformylierung mit H_2O, Hydroxylierung, hydrolytische Abspaltung von Alanin, oxidative Spaltung des aromatischen Rings, oxidative Decarboxylierung, Oxidation mit NAD^+, Desaminierung und Reduktion unklarer Art, oxidative Decarboxylierung mit FAD, Hydratisierung, Oxidation mit NAD^+, Acetoacetyl-CoA-β-Thiolase mit CoA-SH zu 2 Acetyl-CoA

— Ein Teil des Tryptophans ist also bereits dem Energiestoffwechsel zugeführt.

— Um 2-Amino-3-carboxymuconat-6-semialdehyd zu bilden, kommt eine weitere Dioxygenase zum Einsatz. Ihre Wirkung gleicht der ersten, nur dass sie diesmal den Benzolring öffnet.

❯ Hier weist der Metabolismus eine Abzweigung zur Eigensynthese des Niacins auf, also Vitamin B_3 (▶ Abschn. 6.2.3) (■ Abb. 3.31).

— Zum gänzlichen Abbau kommt eine Decarboxylase zum Einsatz, die ein weiteres Semialdehyd formt.

— Die 2-Aminomuconat-Semialdehyd-Dehydrogenase oxidiert es zu Aminomuconat.

— Eine noch nicht vollends verstandene vermutlich mehrere Enzyme umfassende Re-

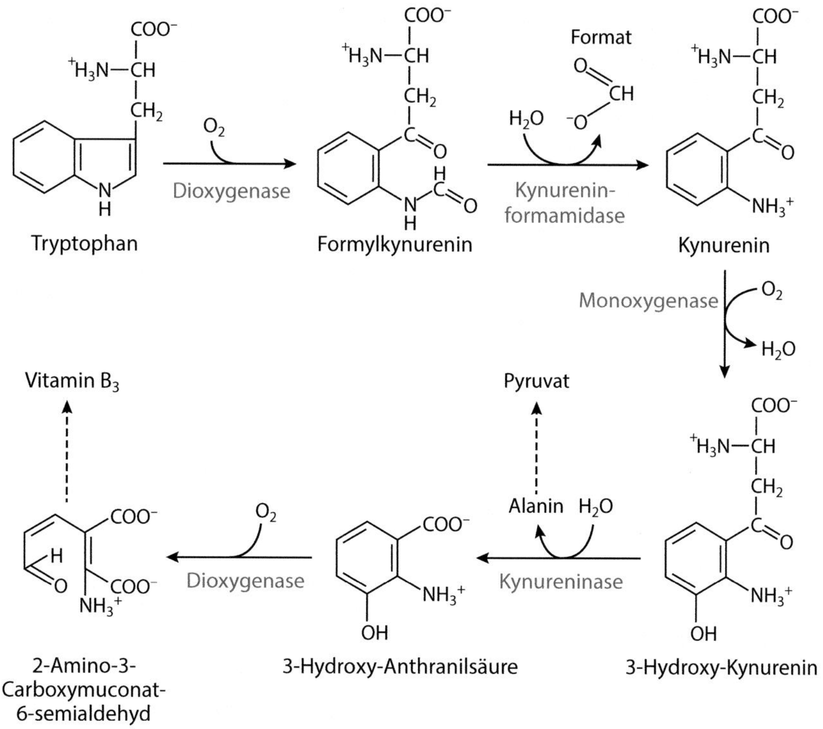

■ **Abb. 3.31** Die ersten Reaktionen des Tryptophanabbaus weisen direkt mehrere Abzweigungen zu anderen Stoffwechselwegen auf

3

aktionsfolge desaminiert und hydriert das Molekül zu **α-Ketoadipat**. Dieses ist bereits aus dem Lysinstoffwechsel bekannt (Abschn. „▶ Leucin und Lysin"), deswegen nur noch einmal ein schriftlicher Abriss:

Die α-Ketoglutarat-Dehydrogenase decarboxyliert und überträgt Coenzym A. Glutaryl-CoA wird zu Crotonyl-CoA decarboxyliert. Die Crotonyl-CoA-Hydratase löst die Doppelbindung, sodass 3-Hydroxybutyryl-CoA entsteht. Es wird zu Acetoacetyl-CoA oxidativ dehydriert, welches durch die β-Thiolase mit einem freien Coenzym A verestert und gespalten wird.

❯ Zwei Acetyl-CoA stehen für den Citratzyklus zur Verfügung (❏ Abb. 3.32).

3.3   Harnstoffzyklus

Als wichtigster Kreislauf des Aminosäure- und Proteinstoffwechsels kamen der Harnstoffzyklus und Teile seiner Reaktionen schon zur Sprache. Es ist essenziell, seinen gesamten Ablauf und den Sinn dahinter zu verstehen.

❯ Ammoniak ist toxisch.

Nichtsdestotrotz wird er immer wieder freigesetzt.

❯ Alle Zellen entledigen sich dieses Ammoniaks gebunden in Glutamin bzw. Glutamat oder Alanin, welche dann zur Leber transportiert werden.

Dort fällt ebenfalls viel freier Ammoniak beim Abbau der einzelnen Aminosäuren an. Die Leber besitzt die Fähigkeit, diesen endgültig zu fixieren, damit er über die Niere ausgeschieden werden kann. Die Niere selbst hat zwar auch die Möglichkeit, Ammoniak direkt zu eliminieren, dies ist allerdings an den Säure-Basen-Haushalt gekoppelt und kann insofern nicht unbegrenzt gesteigert werden (❏ Tab. 3.11).

— Im Mitochondrium der Leber reagiert Ammoniak mit Hydrogencarbonat zu Carbamoylphosphat.

❯ Die Carbamoylphosphat-Synthetase I verbraucht dabei direkt zwei ATP und ist somit die Schrittmacherreaktion des Zyklus.

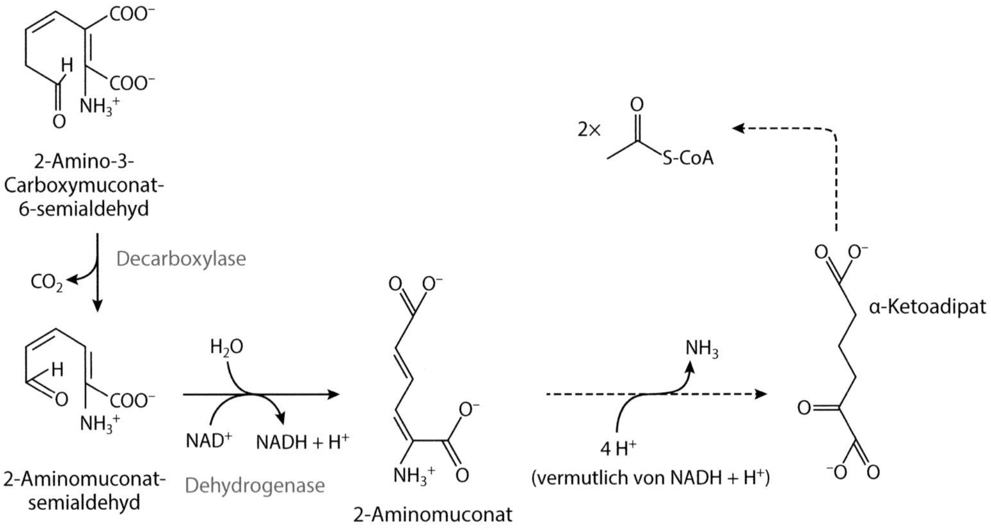

❏ **Abb. 3.32**   Der Abbau von Tryptophan zu Pyruvat und zwei Acetyl-CoA ist in seinen letzten Reaktionsschritten noch nicht vollständig aufgeklärt

◘ Tab. 3.11	Wer-Wie-Was: Harnstoffzyklus
Wer	Ammoniak, Hydrogencarbonat, 3 ATP, Ornithin, Aspartat, H_2O,
Wo	Leber, Mitochondrium und Zytosol
Was	Eliminierung von Ammoniak
Wie	Bildung von Carbamoyl-Phosphat unter ATP-Verbrauch, Anhang von Ornithin, Anhang von Aspartat unter ATP-Verbrauch, Abspaltung von Fumarat, Freisetzung des Harnstoffs aus Arginin, Ornithin steht für nächsten Zyklus bereit
Wann	Trotz Energieverbrauch vor allem bei kataboler Stoffwechsellage (Proteolyse)
Warum	Toxischer Ammoniak muss fixiert werden, über die Niere keine ausreichende Elimination möglich

- Carbamoylphosphat gibt den Phosphatrest bei seiner Fusion mit Ornithin zu Citrullin ab.
- Dieses wird durch die Argininosuccinat-Synthetase unter Verbrauch eines weiteren ATP mit Arginin verbunden. Da das ATP direkt zweimal gespalten wird, werden netto bereits bis zu diesem Punkt vier energiereiche Bindungen verbraucht. Die Bindung des Argininosuccinats vereint die α-Aminogruppe des Aspartats und das C-Atom der distalen Aminogruppe des Citrullins.
- Bei der folgenden Trennung des Moleküls verbleibt die Aminogruppe des Aspartats, es wird also nur Fumarat abgespalten und Arginin ist entstanden. Dieses trägt per se bereits den Harnstoff an seinem Ende.
- Die Arginase spaltet den Harnstoff hydrolytisch ab und es bleibt Ornithin übrig, welches den Zyklus erneut durchlaufen kann (◘ Abb. 3.33).

Nun sollte man meinen, ein Körper, der sich des Aminosäureabbaus bedient, um seinen Energiebedarf zu decken, dürfte nicht so viel Energie für die Entsorgung toxischer Abfallprodukte verbrauchen.

❯ Vier energiereiche Bindungen für ein einziges Ammoniak-Molekül. Jedoch muss man mit einrechnen, dass das Fumarat wiederum den Citratzyklus betreten kann und dadurch 2,5 ATP beisteuert. Bilanziert wird also nur ein ATP verbraucht. Beim Gesunden wird pro 3 g aufgenommenen Proteins 1 g Harnstoff ausgeschieden.

Fallstrick

Carbamoylphosphat-Synthetasen gibt es zwei. Die eine ist im Mitochondrium der Leber zu finden und gehört dem Harnstoffzyklus an, die andere arbeitet im Zytosol einer jeden Zelle und wird für die Pyrimidin-Synthese benötigt.

3.4 Pathologische Aminosäurestoffwechselwege

Wie in jedem anderen Kontext auch können Gendefekte die akribischen Stoffwechselwege der Aminosäuren stören. Jedes Enzym und jeder Transporter kann betroffen sein und sein individuelles Krankheitsbild auslösen. Es gibt einige wenige Erkrankungen, die trotz ihres seltenen Vorkommens einen gewissen Bekanntheitsgrad besitzen. Zum Teil aufgrund ihres Vererbungsmodus, manchmal weil man den Stoffwechsel überhaupt erst durch den Pathomechanismus verstanden hat.

3.4.1 Störungen des Tyrosinmetabolismus

Tyrosin ist eine Aminosäure mit vielen Fähigkeiten, wie der Umwandlung zu biogenen Aminen mit Hormon- oder Neurotransmit-

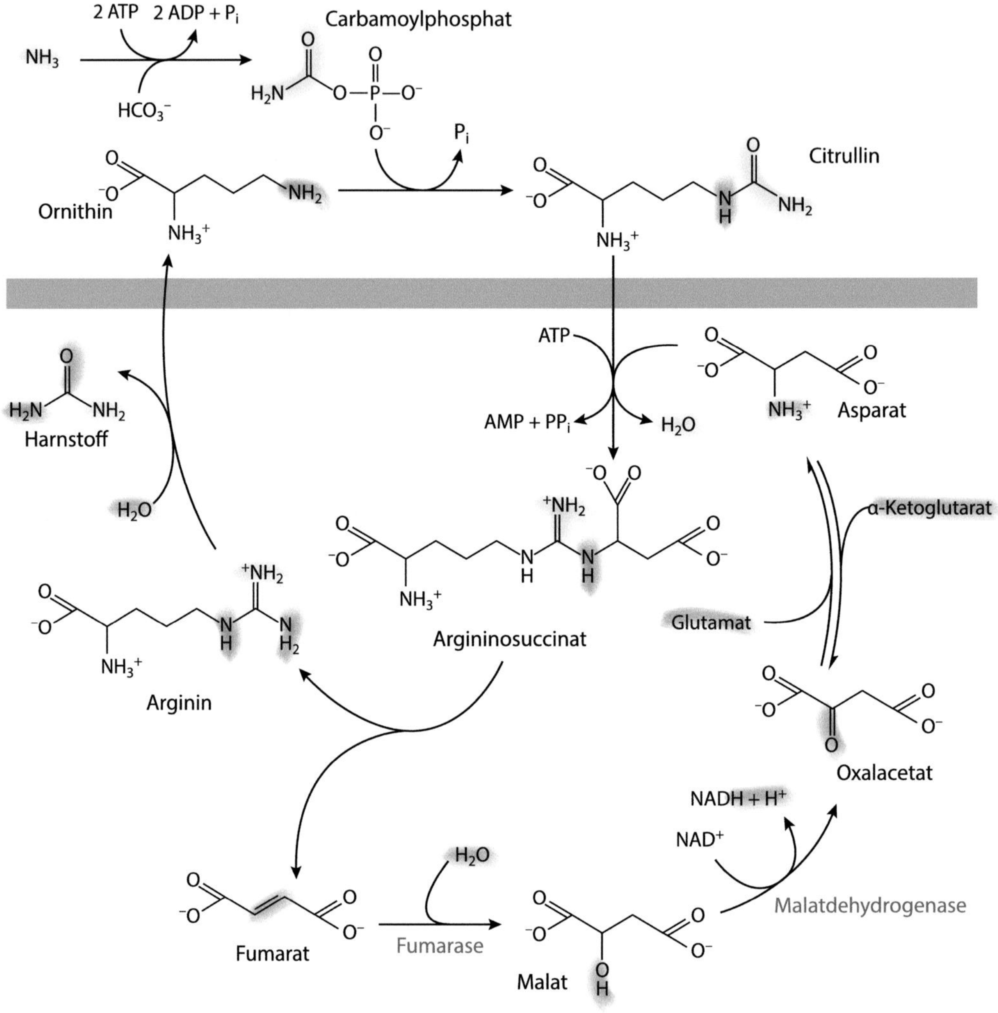

3

Abb. 3.33 Der Harnstoffzyklus erfolgt zum Teil in den Mitochondrien und zum Teil in Zytosol

terfunktion. Kein Wunder also, dass ihr Stoffwechsel Grundlage von schwerwiegenden Erkrankungen sein kann. Die **klassische Phenylketonurie (PKU)** ist durch ihre relative Häufigkeit – 1:15.000 im Vergleich zur **Alkaptonurie** mit 1–9:1.000.000 – die wichtigste der Erkrankungen.

Früher gab es zur Diagnostik nur den Nachweis der anfallenden Phenylketone im Urin, denn wenn die Hydroxylase das Molekül nicht mehr seinem Abbau zuführen kann, wird es als Ausweichmöglichkeit transaminiert und über die Nieren eliminiert. Heute

wird im Neugeborenenscreening die Phenylalanin-Konzentration im Blut gemessen.

❯ Mit dem Enzymdefekt wird Tyrosin zur essenziellen Aminosäure, während Betroffene lebenslang eine strikte fast Phenylalanin-freie Diät halten müssen.

Symptome sind Wachstums- und Entwicklungsverzögerungen mit Krampfanfällen sowie Ekzeme und ein muffiger Geruch des Kindes, da Phenylalanin besonders für Neurone in hohen Konzentrationen toxisch ist.

> Eine atypische PKU tritt auf, wenn die Aktivität der Hydroxylase indirekt beeinträchtigt wird – kann der Cofaktor Tetrahydrobiopterin nicht regeneriert werden, entwickeln Patienten ähnliche Symptome.

Da Tetrahydrobiopterin auch für die **Dopamin-** und **Serotonin-Synthese** (aus Tyrosin) benötigt wird, überwiegt das neurologische Defizit durch verminderte Neurotransmitterausschüttung. Zusätzlich zur phenylalaninarmen Diät muss Tetrahydrobiopterin substituiert werden.

In eine andere Richtung geht die **Alkaptonurie**:

> Der namensgebende schwarze Harn wird erst bei längerer Sauerstoffexposition erkennbar, wenn das eliminierte Homogentisat zu Farbstoff umgesetzt wird (noch am ehesten in den Windeln beim Kleinkind).

Patienten haben bis ins junge Erwachsenenalter i. d. R. keine Beschwerden, fallen dann aber durch blaue Skleren und dunkle Verfärbungen der Haut im Bereich großer Gelenke auf. Die muskuloskeletalen Beschwerden (Ochronose) schreiten umso schneller voran und sorgen für eine deutlich eingeschränkte Lebensqualität. Effektive Therapien sind noch nicht bekannt, bisher behandelt man symptomatisch.

Die dritte Erkrankungsgruppe ist der **Albinimus**, vordergründig des okulokutanen Typs – Haut, Augen und Haare sind unterschiedlich stark depigmentiert.

> Ursache ist ein Gendefekt der Melanozyten, die daraufhin kein Melanin mehr aus Tyrosin synthetisieren können. Betroffen ist der Schritt der Tyrosin-Hydroxylase (Tyrosinase) zu L-DOPA. Da nur die Melanozyten den Defekt aufweisen, kommt es nicht zu neurologischen Symptomen, mit Ausnahme der Augen.

Die Wahrnehmung von Seheindrücken an der Retina ist auf das schützende Pigment der Iris angewiesen, deswegen können Patienten bei schweren Formen photophobisch sein und einen Nystagmus aufweisen. Außerdem besteht ein hohes Risiko für dermale Tumoren getriggert durch UV-Exposition. Abgesehen vom Enzymdefekt kann auch sein Abbau beschleunigt sein, wenn stabilisierende Proteine nicht synthetisiert werden oder sein intrazellulärer Transport durch fehlende Carrier behindert wird. Therapeutisch müssen die Patienten engmaschig betreut und symptomatisch behandelt werden sowie Prävention betreiben (möglichst wenig UV-Licht-Exposition) (◻ Abb. 3.34).

3.4.2 Störungen des Stoffwechsels verzweigtkettiger Aminosäuren

> Der Gendefekt hat nicht ein zentrales Ausgangsmolekül, das in verschiedenen Wegen gehemmt wird, sondern ein zentrales Enzym, das mehrere Aminosäuren beeinflusst.

Die **Verzweigtketten-α-Ketosäure-Dehydrogenase (BCKDH)** ist für ebenjene drei Aminosäuren – **Valin** (Abschn. „▶ Methionin und Valin"), **Leucin** (Abschn. „▶ Leucin und Lysin") und **Isoleucin** (Abschn. „▶ Isoleucin") – der entscheidende Schritt zum Abbau.

> Sie brauchen die Aktivierung mit Coenzym A, um die verzweigten Ketten im Molekül versetzen zu können.

Da ihre transaminierten Metabolite Isovaleriansäure, 2-Methylbutanoat und 3-Methylbutanoat über den Urin ausgeschieden werden und einen eindrücklichen Geruch hinterlassen, spricht man von der **Ahornsirupkrankheit** (MSUD, Maple Syrup Urine Disease). Der süßlich-herzhafte Geruch wird auch als Maggi-ähnlich beschrieben.

3

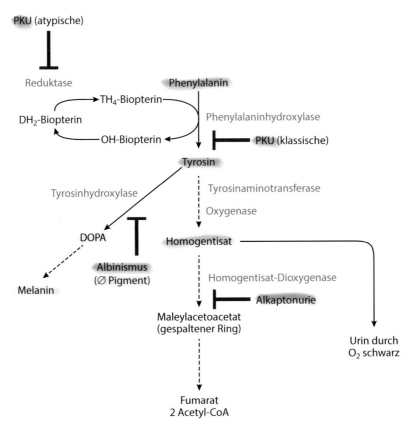

◘ Abb. 3.34 Tyrosin und seine Metabolite. Wird eines der Enzyme gehemmt, kommt es zur entsprechenden Mangelerkrankung. Symptome werden teils auch durch die nicht abbaubaren Metabolite verursacht

Die Erkrankung ist ein neonataler Notfall, schon nach weniger als einem Tag kann der Geruch auch im Ohrenschmalz festgestellt werden. Heute ist die Untersuchung fester Bestandteil des Neugeborenenscreenings.

❯ Leucin und seine α-Ketosäure sind für den Körper toxisch und lösen Beschwerden wie verminderte Nahrungsaufnahme, Apathie und im Verlauf eine Enzephalopathie aus.

Es bedarf einer sofortigen Umstellung auf Verzweigtketten-Aminosäure-freie Nahrung, sonst tritt innerhalb weniger Tage der Tod ein. Mit der strengen Diät können sich Patienten weitestgehend normal entwickeln, sind aber bei jeder Infektion von einer zusätzlichen metabolischen Krise bedroht. Studien zu Lebertransplantationen wurden Anfang der 2000er durchgeführt, bei denen Kinder danach symptomfrei waren und sich sogar normal ernähren konnten. Langfristige Ergebnisse sind noch abzuwarten.

Der **BCKDH-Komplex** ist ähnlich dem PDH-Komplex aufgebaut (▶ Abschn. Citratzyklus 4.1.1) und benötigt die gleichen fünf Cofaktoren, insofern gibt es auch eine Thiamin-sensitive Form. Dabei ist nur der Teil des Enzyms betroffen (E1), der auf Thiamin angewiesen ist. Hochdosierte Thiamingaben führen zu einer milderen Symptomatik, da es die Restaktivität des E1 steigern kann und E2 und E3 normal funktionieren (◘ Abb. 3.35).

◘ Abb. 3.35 Wird die BCKDH vermindert exprimiert oder ist das Enzym defekt, kommt es zur Ansammlung der transaminierten Metabolite, die Ursache des Urinfoetors sind

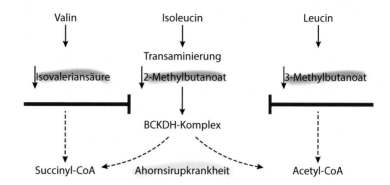

Citratzyklus

Inhaltsverzeichnis

© Springer-Verlag GmbH Deutschland, ein Teil von Springer Nature 2021
F. Harmjanz, *Biochemie - Energiestoffwechsel*, https://doi.org/10.1007/978-3-662-60272-0_4

4

Als wohl bekanntestem Kreislauf des Organismus gebührt dem Citratzyklus (auch Krebszyklus nach seinem Entdecker) ein eigenes Kapitel. Zumal es bereits in den anderen Abschnitten immer wieder zur Sprache kam, dass hier Aminosäure-, Fett- und Glucosestoffwechsel zusammenlaufen. Vereinfacht wird er schon in der Schule durchgenommen, denn im Kern geht es um den kompletten Abbau von Glucose zu CO_2 und H_2O. Im biochemischen Kontext sollen nun die einzelnen Reaktionen mit ihren Besonderheiten hervorgehoben werden, denn einige davon treten im menschlichen Organismus immer wieder auf.

Fällt ein Enzym des Citratzyklus aus, so bedeutet das nicht sofort, dass es zu dessen Stillstand kommt, da es genug Möglichkeiten gibt, den Kreislauf an verschiedenen Stellen aufzufüllen. Zu hohe Konzentrationen von Substraten bzw. Produkten können jedoch zur allgemeinen Hemmung führen. Damit verbunden sind diffuse Symptome in jedem Bereich des Körpers, von neurologischen Auffälligkeiten über kardiologische Probleme bis hin zu Muskelschwäche. Indirekte Vertreter sind dabei die sogenannte Beri-Beri-Krankheit bzw. das Wernicke-Korsakow-Syndrom, bei dem ein durch falsche Ernährung entwickelter Thiaminmangel zu Einschränkungen der Pyruvat-Dehydrogenase führt.

4.1 Zusammenführung der Stoffwechselwege

4.1.1 Pyruvat-Dehydrogenase

Das durch Glykolyse oder den Abbau von Alanin, Cystein, Serin, Glycin, Threonin oder Tryptophan gewonnene Pyruvat soll zu Acetyl-CoA abgebaut werden.

❯ Die erste Abgabe von CO_2 erfolgt durch ein Enzym, das mit fünf Cofaktoren arbeitet: NAD, Liponamid, FAD, Coenzym A (CoA)und Thiaminpyrophosphat.

Alle haben ihren Ursprung in Vitaminen, sollen also bezüglich ihres Aufbaus und ihrer allgemeinen Funktion erst in ▶ Kap. 6 abgehandelt werden.

❯ Die Reaktionen der Pyruvat-Dehydrogenase (PDH) sowie α-Ketoglutarat-Dehydrogenase, Verzweigtketten-Aminosäure-Dehydrogenase und α-Ketobutyrat-Dehydrogenase sind immer die gleichen, sie alle sind α-Ketosäure-Dehydrogenasen.

Der Multienzymkomplex hat drei maßgebliche Funktionen, wobei die letzte der drei Reaktionen reiner Eigennutz ist.

— In einem ersten Schritt wird Pyruvat **decarboxyliert**. Kohlendioxid wird abgespalten und übrig bleibt der C2-Körper **Acetaldehyd**. Dazu muss Pyruvat an **Thiaminpyrophosphat** gebunden werden.

— Danach wird das eigentliche Acetyl-CoA gebildet. Acetaldehyd wird auf das Oxidationsmittel Liponamid übertragen und dehydriert. Liponamid wird zu Dihydroliponamid reduziert.

— Der gebildete Acetylrest kann nun mit Coenzym A verestert werden. Die **dehydrierende Decarboxylierung** ist erfolgt.

❯ Zu guter Letzt muss das Dihydroliponamid regeneriert werden.

— Dies geschieht in zwei Schritten. Die Elektronen werden zunächst auf **FAD** abgewälzt. Der Acetyl-CoA bildende Teil ist wieder einsatzbereit. Jedoch kann

auch das FAD nicht reduziert bleiben. Es gibt die Elektronen weiter an NAD^+ ab.
— Das NADH + H+ wird in der Atmungskette zu 2,5 ATP metabolisiert.

> Die Übertragung der Elektronen von $FADH_2$ auf NAD^+ stellt eine Besonderheit dar, weil dies normalerweise aufgrund eines fehlenden Gradienten nicht möglich ist. In Multienzymkomplexen der α-Ketosäure-Dehydrogenasen herrscht ein negativeres Milieu, was das Gefälle verstärkt (■ Abb. 4.1).

4.1.2 Kreislauf

> In den Zyklus steigt maßgeblich Acetyl-CoA neu ein (■ Tab. 4.1).

Aus vorangegangenen Reaktionen liegt Oxalacetat bereits vor, C2- und C4-Körper verschmelzen zu einem C6-Körper. Ein Rückschritt, könnte man meinen. Jedoch bringen beide Moleküle wichtige funktionelle Gruppen ein, an denen der Citratzyklus Stück für Stück CO_2 abspaltet und energie-

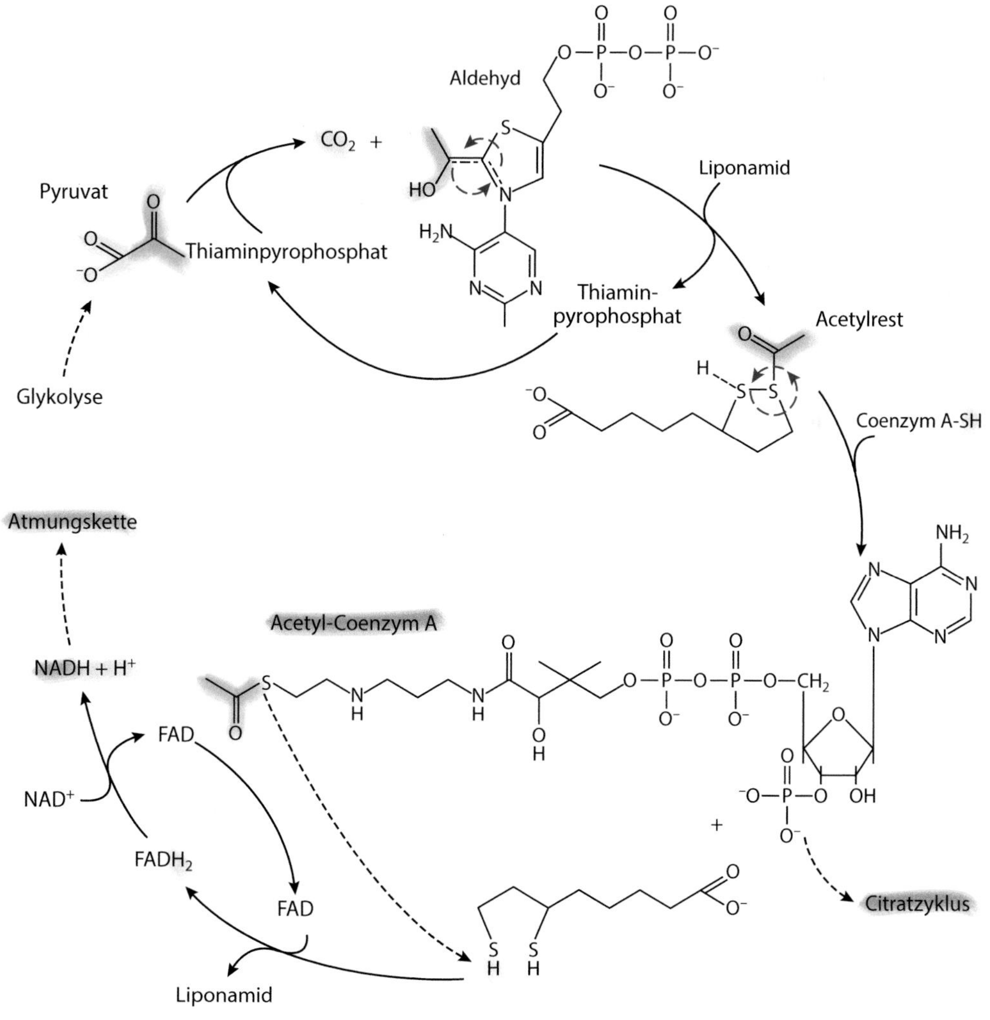

■ **Abb. 4.1** Pyruvat-Dehydrogenase als Beispiel der α-Ketosäure-Dehydrogenasen

4

◻ Tab. 4.1 Wer-Wie-Was: Citratzyklus

Wer	Acetyl-CoA, 3 NAD$^+$, FAD, GDP, CoA, 2 H$_2$O
Wo	Mitochondrium
Was	Acetyl-CoA zu CO$_2$ und H$_2$O
Wie	Oxidative Decarboxylierung, Kondensation, Oxidation, Oxidation und Decarboxylierung, oxidative Decarboxylierung, Spaltung von Succinyl-CoA unter GTP-Gewinnung, Oxidation, Hydratisierung, Oxidation
Wann	Permanent unter aeroben Bedingungen
Warum	Synthese der Reduktionsäquivalente für die ATP-Synthese der Atmungskette

reiche Elektronen auf NAD$^+$ bzw. FAD überträgt. Ziel ist also nicht direkt der Abbau von Kohlenstoffgerüsten zu CO$_2$ und H$_2$O, sondern es ist eher Mittel zum Zweck der Energiegewinnung für die Atmungskette.

━ Die **Citrat-Synthase** benötigt für die **Kondensationsreaktion** H$_2$O und spaltet Coenzym A wieder ab, welches von der PDH erneut genutzt werden kann.

❯ Es folgt die reversible Dehydratisierung und Rehydratisierung durch die Aconitase.

━ Die Schiff-Base cis-Aconitat bildet den Moment des dehydratisierten Moleküls ab.
━ Isocitrat gibt ein Molekül Kohlendioxid ab und wird zu α-Ketoglutarat oxidiert. Die Isocitrat-Dehydrogenase zählt jedoch nicht zu den α-Ketosäure-Dehydrogenasen.

❯ Das ist leicht zu merken, denn es entsteht kein mit Coenzym A verestertes Molekül, die Reaktion ist entsprechend

reversibel. Nichtsdestotrotz ist NADH + H$^+$ gewonnen, welches wieder in die Atmungskette einfließen kann.

━ **α-Ketoglutarat-Dehydrogenase** folgt der PDH in seiner Multifunktionalität und es entsteht Succinyl-CoA.
━ Das Coenzym A soll wieder freigesetzt werden, weswegen die **Succinyl-CoA-Synthetase** in diesem Fall ihre Reaktion umkehrt. Dies führt zugleich zu einem Gewinn an Energie, denn GDP wird mit freiem Phosphat zu GTP addiert.
━ Succinat wird durch die Succinat-Dehydrogenase zu Fumarat oxidiert. Oxidationsmittel ist FAD. Diese Reaktion ist Teil des Komplexes II der Atmungskette.
━ Fumarat wird hydratisiert zu Malat.

Hier kann bei einem Überschuss an Oxalacetat, dem eigentlichen Zielmolekül, auch ausgewichen werden. Das **Malatenzym** kann einen relativen Pyruvatmangel als anaplerotische Reaktion ausgleichen. Dabei würde erneut ein Kohlendioxid frei und NADPH + H$^+$ gebildet.

━ In der Regel wird Malat jedoch durch die **Malat-Dehydrogenase** zu Oxalacetat oxidiert. Ein letztes Mal wird dabei NADH + H$^+$ gewonnen.

Der Vorteil des NAD im Gegensatz zu NADP liegt in seiner Weiterverarbeitung in der Atmungskette, die prinzipiell immer Nachschub braucht. Zwar kann auch NADPH + H$^+$ für die reduktiven Biosynthesen verwendet werden, diese sind aber der allgemeinen Energiegewinnung des Körpers untergeordnet (◻ Abb. 4.2).

4.1.3 Bilanz

Die Ausbeute des Citratzyklus kann relativ einfach in ATP-Äquivalente umgerechnet werden.

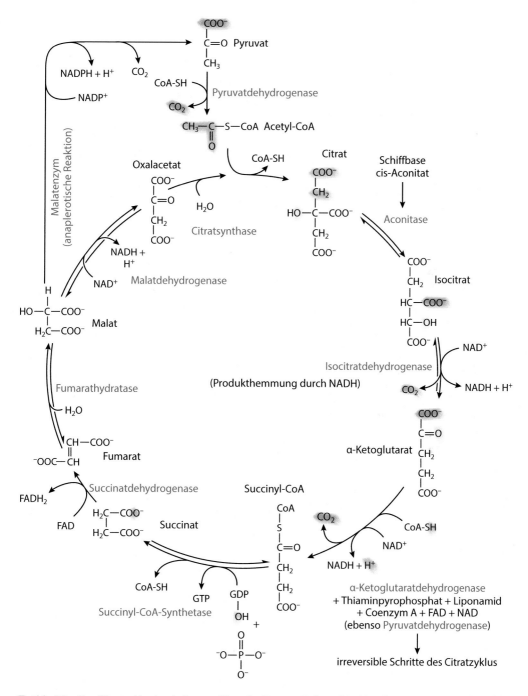

Abb. 4.2 Der Citratzyklus ist ein immerwährender Prozess. Er kann beschleunigt oder verlangsamt werden, aber nicht stillstehen

4

❯ Zusammengekommen sind in einem Kreislauf ein GTP, 3 NADH + H$^+$ und ein FADH$_2$.

Dazu muss man wissen, dass GTP genauso viel Energie enthält wie ATP, während ein NADH + H$^+$ (genauer die zwei Elektronenübertragungspotenziale) 2,5 ATP generiert. FADH$_2$ entspricht 1,5 ATP.

❯ Damit erzeugt ein Durchlauf des Citratzyklus 10 ATP-Äquivalente.

Ein Molekül Glucose wird in der Glykolyse zu 7 ATP-Äquivalenten umgesetzt.

❯ Eine Fettsäure wird zu je einem NADH + H$^+$ und einem FADH$_2$ pro zwei C-Atomen umgesetzt (ausgenommen der letzten zwei).

Damit würde eine Octadecansäure (18 C) 8 NADH + H$^+$ und 8 FADH$_2$ erzeugen, was 32 ATP-Äquivalenten entspricht.

Was die Aminosäuren angeht, kann man ihnen nicht eine allgemeingültige Formel angedeihen lassen. Es ist also ersichtlich, weswegen (langkettige) Fettsäuren die höchste energetische Ausbeute erlangen, während Proteine und Glucose etwa gleichauf sind.

4.2   Regulation

❯ Auch wenn der Citratzyklus im Grunde permanent ablaufen muss, so kann seine Geschwindigkeit je nach Bedarf gesteigert und gedrosselt werden (◘ Abb. 4.3).

Als zentrale Drehscheibe des Energiestoffwechsels kann dies einerseits über einen Mangel oder Überschuss an Substrat im Kreislauf selbst oder durch externe Faktoren reguliert werden. Abgesehen von der direkten Hemmung werden Enzyme indirekt über ihre Expression gesteuert.

4.2.1   Produkthemmung

❯ Haupthemmstoffe sind die Energieträger NADH + H$^+$ und ATP.

Liegen diese Zielprodukte ausreichend vor, benötigt der Körper offensichtlich gerade nicht mehr Energie, als er produziert. **NADH** nimmt Einfluss auf die Pyruvat-Dehydrogenase, die Isocitrat-Dehydrogenase und die α-Ketoglutarat-Dehydrogenase, also genau auf die Enzyme, die es synthetisieren. **ATP** wirkt deutlich unspezifischer auf PDH, Citrat-Synthase und Isocitrat-Dehydrogenase. Dabei wird zwar kein ATP gebildet, jedoch ist z. B. die PDH als eine Art Antrieb zu betrachten.

❯ Setzt sie viel Pyruvat zu Acetyl-CoA um, ist das ein universelles Signal für den Citratzyklus, seine Aktivität zu steigern.

Man kann die PDH wie einen Drängler am Ende einer langen Schlange verstehen. Vorher mögen alle ruhig gewartet haben, sobald aber der Druck von hinten beginnt ‚wird dieser von Person zu Person nach vorne übertragen. Alle wollen plötzlich unbedingt schneller vorankommen.

Um die Aktivität zu steigern, muss viel Pyruvat, ADP und NAD vorliegen.

❯ Wird das gebildete Acetyl-CoA wiederum nicht zügig umgesetzt, erfolgt eine negative Rückkopplung.

Weitere Substrate des Zyklus, die direkt auf ihre bildenden Enzyme wirken, sind Succinyl-CoA und Oxalacetat.

❯ Eine Besonderheit ist die Succinat-Dehydrogenase, die sowohl durch ihr Substrat als auch durch ihr Produkt aktiviert wird. Das hängt damit zusammen, dass sie auch Bestandteil der Atmungskette ist.

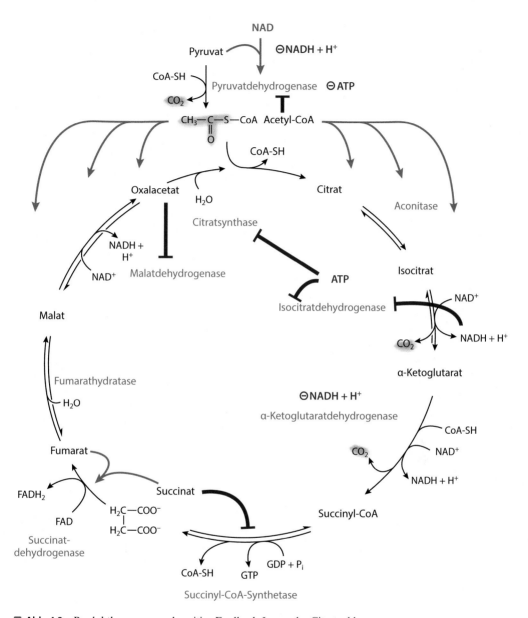

◘ Abb. 4.3 Produkthemmung und positive Feedback-Loops des Citratzyklus

Außerdem wird sie durch ein Strukturanalogon des Succinats **kompetitiv gehemmt**, dem **Malonat**. Es unterscheidet sich lediglich darin, ein hydriertes C-Atom weniger zu haben. Malonyl-CoA ist die veresterte Form des Malonats und sollte aus dem Fettstoffwechsel bekannt sein.

4.2.2 Zusammenspiel der anabolen und katabolen Stoffwechselwege

Wenn auch die endgültige Energiegewinnung erst in der Atmungskette erfolgt, so ist der Citratzyklus der beste Zeitpunkt, um die

Wechselwirkungen der anabolen und katabolen Stoffwechselwege aufzuzeigen. Dazu sollte man sich unter anderem noch einmal klar machen, wer in welche Gruppe gehört. Die Gluconeogenese nimmt dabei eine Sonderstellung ein.

❯ Anabole Reaktionen bauen etwas auf:

Glykogensynthese, Pentosephosphatweg, Fettsäure-, TAG- und Cholesterinsynthese, Aminosäuresynthese, Ketonkörpersynthese, Atmungskette.

❯ Katabole Reaktionen bauen etwas ab:

Glykolyse, Glykogenolyse, Fettsäureoxidation, Lipolyse, Aminosäureabbau, Ketonkörperabbau, Citratzyklus.

❯ Allgemeines Hungersignal, also Zeichen von Energiemangel, ist Phosphat. Eine Phosphorylierung führt zur Inaktivierung von anabolen Enzymen und zur Aktivierung von katabolen Enzymen.

Insulin ist unser ubiquitäres Hormon bei ausreichender Energiezufuhr. Seine Wirkung hemmt also Phosphorylierungen von anabolen Enzymen. Der Gegenspieler Glukagon sowie die Katecholamine phosphorylieren bewusst Enzyme, die dadurch wiederum anabole Stoffwechselwege hemmen. Mehr dazu in Band Regulation, Blut, Krankheitserreger, ▶ Kap. 2.

Damit Synthese und Abbau von energiereichen Molekülen nicht im selben Atemzug erfolgen, hat der Körper ein ausgeprägtes Feedback-System auf verschiedenen Ebenen. In der folgenden Darstellung sind nur die relevanten Substrate und Stoffwechselprodukte aufgezeigt. Ein Anspruch auf Vollständigkeit besteht nicht.

— Die Glykolyse wird maßgeblich an der Schrittmacherreaktion der **Phosphofructokinase 1 (PFK1)** moduliert. So dephosphoryliert die **Proteinphosphatase 1** bei sinkenden cAMP-Spiegeln die Phosphofructokinase 2 und aktiviert sie damit. Das Produkt **Fructose-2,6-bisphosphat** stimuliert als **allosterischer Aktivator** die PFK1.

Sinkende cAMP-Spiegel treten bei Insulinwirkung auf die Leberzelle auf. Anders ist es jedoch in den Herzmuskelzellen – dort führen steigende cAMP-Spiegel (Stress) zur Phosphorylierung des Enzyms an einer anderen Stelle, was ebenfalls zu einer Aktivierung führt.

❯ Wird die PFK2 und entsprechend PFK1 inhibiert, so übernimmt ein anderer Teil des Enzyms seine Tätigkeit. Die Fructose-2,6-bisphosphatase und Fructose-1,6-bisphosphatase bauen ihre Substrate zu Fructose-6-phosphat ab, die Glykolyse wird gehemmt, in der Leber gar die Gluconeogenese gesteigert.

— Citrat und ATP als universelle Substrate, die einen guten Energiehaushalt symbolisieren, hemmen die PFK1 (◻ Abb. 4.4).

❯ Fructose-1,6-bisphosphat stimuliert die Pyruvat-Kinase und unterstützt damit seine eigene Verstoffwechselung, falls die Glykolyse nicht gehemmt wird.

Inhibierend wirken **Alanin**, aus dem durch einfache Transaminierung genauso Pyruvat gewonnen werden kann und welches somit konkurriert, und **ATP**.

❯ Während Insulin bzw. Glucose die vermehrte Transkription von Glucokinase, PFK1 und Pyruvat-Kinase einleitet, so hemmt es ebenjene Enzyme der Gluconeogenese.

— Die Phosphoenolpyruvat-Carboxykinase (PEP-CK), Fructose-1,6-bisphosphatase und Glucose-6-phosphatase werden in ihrer Transkription unterdrückt.

— Gegenspieler sind hohe cAMP-Spiegel, wie sie durch Glukagon ausgelöst wer-

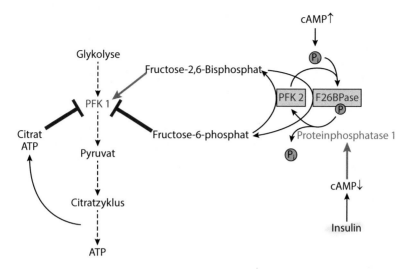

Abb. 4.4 Die Phosphofructokinase 2 und ihr Gegenspieler Fructose-2,6-bisphosphatase in der Leber

den (nicht im Schaubild dargestellt, da es auch so schon genug Informationen enthält).

- Der **Pentosephosphatweg** als weiterer anaboler Stoffwechsel wird auch durch Insulin aktiviert.
- Im Mitochondrium wirkt das Insulin weiter indirekt auf die Pyruvat-Dehydrogenase durch dephosphorylierende Aktivierung. Acetyl-CoA entsteht und hemmt sein Syntheseenzym zurück. Dafür stimuliert Acetyl-CoA sowohl in Zytosol als auch Mitochondrium die Pyruvat-Carboxylase als alternativen Abbau des Pyruvats.

Wird die Glykolyse aktiviert, bedeutet das, der Organismus hat vorerst genug Substrat, um anabole Prozesse einzuleiten.

- So steigert Insulin die Transkription der Fettsäure-Synthase, der Kontrahent cAMP wirkt gegenläufig.

❯ Ebenso wirken große Mengen an mehrfach ungesättigten Fettsäuren als Produkthemmung.

- Die **Fettsäuresynthese** wird auch in einer Vorwärtsaktivierung durch Citrat gesteigert, die mit Insulin stimulierend auf

die Acetyl-CoA-Carboxylase wirkt. Gehemmt wird diese wieder durch ihr Produkt Acyl-CoA.

❯ Allgemein stimulieren Fettsäuren die Synthese und Freisetzung von Schilddrüsenhormonen (T_3, T_4) sowie die Aktivierung des Peroxisome proliferator-activated receptor α (PPARα), eines Transkriptionsfaktors.

- Dadurch wird mehr **Carnitin-Palmitoyltransferase 1** (CPT1) gebildet, die essenziell für den Fettsäureabbau ist.
- Einzig Malonyl-CoA, als Signal, das ebenfalls in der Fettsäuresynthese entsteht, hemmt die CPT1.

Während das Anfallen und die Nutzung von $NADH + H^+$ zu Genüge erläutert wurde, so ist erst jetzt beim Überblick über die Stoffwechselwege gut zu erkennen, welche Rolle NADP und $NADPH + H^+$ spielen.

❯ Reicht die Menge an Reduktionsmitteln in Form von $NADPH + H^+$ substituiert durch den Pentosephosphatweg nicht mehr aus, so wird weiteres aus der Aktivität des Malatenzyms gewonnen (Abb. 4.5).

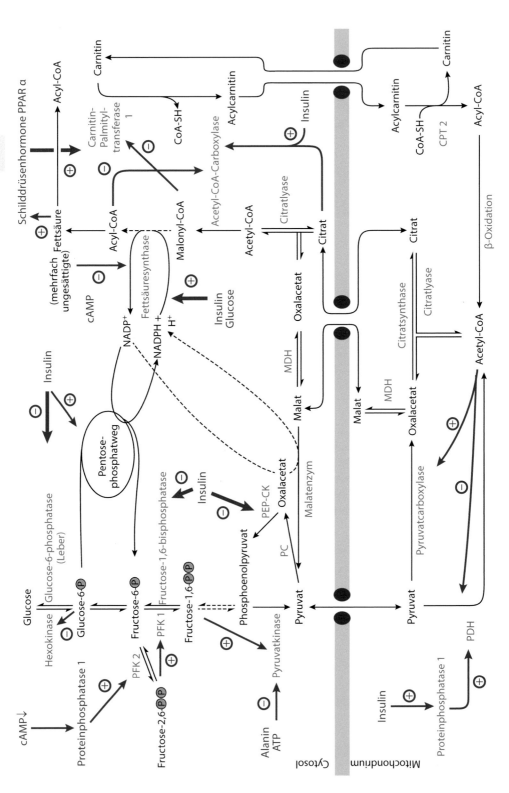

◻ Abb. 4.5 Zusammenhänge des Energiestoffwechsels

Atmungskette

Inhaltsverzeichnis

© Springer-Verlag GmbH Deutschland, ein Teil von Springer Nature 2021
F. Harmjanz, *Biochemie - Energiestoffwechsel*, https://doi.org/10.1007/978-3-662-60272-0_5

Das finale Stück der Energiegewinnung befindet sich in den Mitochondrien, besser in seiner inneren Membran. Das endgültige Ziel ist die Neubildung von ATP unter O_2-Verbrauch. Hier findet sich also auch der Grund, weswegen wir eine aerobe und eine anaerobe Energiegewinnung unterscheiden. Mitochondriopathien, also Erkrankungen durch Defekte der Atmungskette, zeigen sich aufgrund ihrer ubiquitären Expression in diffusen Symptomen. Patienten leiden unter alldem, was Energiemangel an bestimmten Strukturen auslösen kann: Müdigkeit, Muskelschmerzen oder -krämpfe, neurologische Ausfälle (beispielsweise Visusverlust), Herzrhythmusstörungen.

5.1 Energiegewinnung

Bevor man sich in den Details der Atmungskettenreaktionen verliert, sollte man sich eines klar gemacht haben:

❯ Der grundsätzliche Mechanismus ist ein Elektronenfluss entlang eines Gradienten, der die nötige Energie bereitstellt, um ADP mit einem freien Phosphatrest reagieren zu lassen.

Bis zu dieser Reaktion der ATP-Synthase (auch Komplex V genannt) müssen viele kleine Reaktionen die Vorarbeit leisten (☐ Abb. 5.1).
Um den Prozess zu entzerren, werden die einzelnen Komplexe in ihrer Funktion vorgestellt.

❯ Man merke sich jedoch schon im Voraus, dass der Komplex II per se nicht Teil der Atmungskette ist, denn er trägt nicht aktiv zum Protonengradienten bei.

Nichtsdestotrotz hat er eine essenzielle Funktion für den gesamten Ablauf.

5.1.1 Komplex I – NADH-Ubichinon-Oxidoreduktase

❯ Die Maschinerie beginnt mit der Übertragung von Elektronen des NADH + H+ im Matrixraum auf Ubichinon (Q_{10}) in der inneren Mitochondrienmembran.

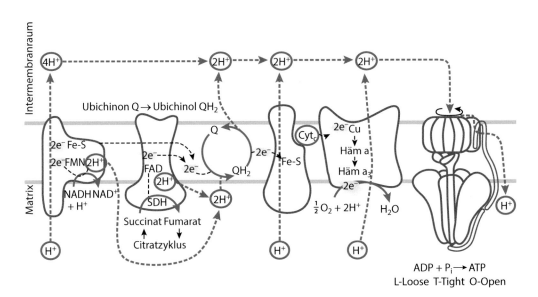

☐ **Abb. 5.1**   Gesamte Atmungskette. Der Transport der Protonen erfolgt verteilt über die Komplexe I bis IV, um die elektrochemische Energie für die ATP-Synthase bereitzustellen

Das generiert so viel Energie, dass **4 H⁺** aus dem Matrix- in den Intermembranraum gepumpt werden können (■ Abb. 5.2).

Das Reduktionsmittel NADH + H⁺ stammt dabei aus all den katabolen Stoffwechselwegen, die bereits besprochen wurden. Glykolyse und Lipolyse erfolgen im Zytosol. Es wäre unlogisch, das NADH + H⁺ einfach in die Mitochondrienmatrix diffundieren zu lassen, wenn doch der Protonengradient so mühsam aufgebaut werden soll und sich auf der Hälfte der Strecke befindet.

❯ Deswegen muss NADH + H⁺ einen Shuttle benutzen, der bereits im Kapitel Fette abgehandelt wurde und immer wieder aufgetaucht ist: der **Citrat-Malat-Shuttle** (▶ Abschn. 2.1).

Dieser kommt auch zum Einsatz, wenn Acetyl-CoA zur Lipogenese aus der Matrix ins Zytosol transportiert wird. Das macht insofern Sinn, als die anabolen Reaktionen ihre Energie aus ebenjener Atmungskette beziehen.

Zurück zu Komplex I, dem größten der fünf, bestehend aus 14 Untereinheiten.

— Ubichinon kann nicht direkt reduziert werden, weswegen **Flavinmononukleotid (FMN)** und acht Eisen-Schwefel-Zentren (Fe-S) zwischengeschaltet sind.

❯ FMN ist die prosthetische Gruppe des Enzymkomplexes, kann Elektronen aber nur einzeln abgeben.

— Das $FMNH_2$ gibt seine Elektronen entsprechend so schnell wie möglich wieder ab an die folgenden FeS (auch Nicht-Häm-Eisenproteine genannt).
— Davon gibt es zwei- und vierkernige, die ebenfalls Elektronen ausschließlich einzeln zum Ubichinon transportieren (■ Abb. 5.3).
— Dieses wird final zu Ubihydrochinon (auch Ubichinol oder QH_2) reduziert. Wie genau diese Reaktionsfolge zu einer motorischen Pumpkraft umgesetzt wird, ist noch nicht abschließend geklärt.

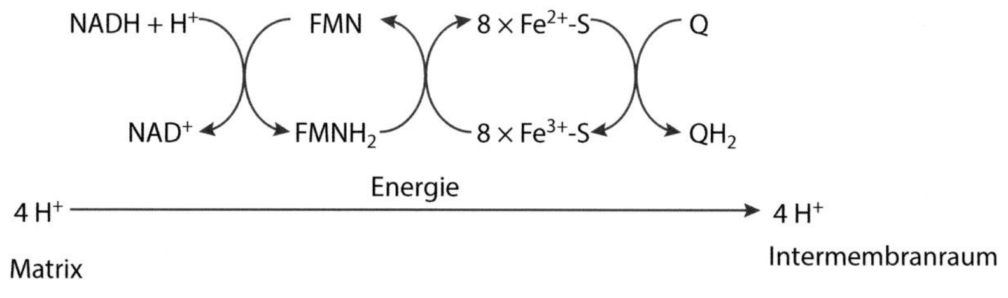

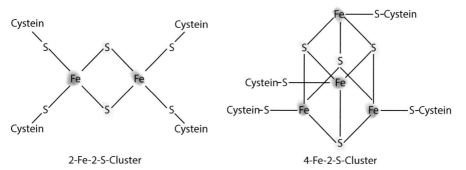

■ **Abb. 5.2** Reaktionsfolge des Komplex I

■ **Abb. 5.3** Eisen-Schwefel-Zentren werden nach der Anzahl der beiden Komponenten benannt. Nicht eingerechnet werden die Sulfhydrylgruppen der Cysteinreste

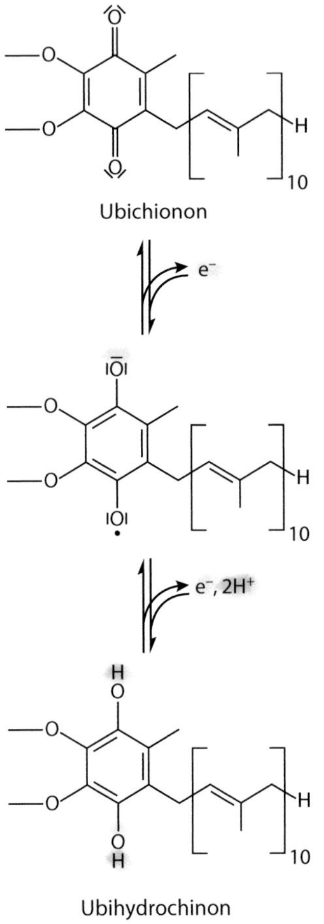

Ubichionon

e⁻

Ubihydrochinon

○ **Abb. 5.4**   Ubichinon in oxidierter und reduzierter Form

---

Denkstütze

Ubichinon ist ein Chinon mit 10 Isopreneinheiten, das ubiquitär vorkommt. Offiziell heißt es eigentlich Coenzym Q. Daher auch die Abkürzung Q_{10} (○ Abb. 5.4).

5.1.2 Komplex II – Succinat-Ubichinon-Oxidoreduktase

Hier fließen Citratzyklus und Atmungskette ineinander. Die **Succinat-Dehydrogenase** ist entsprechend bereits bekannt, ihr Reduktionsmittel $FADH_2$ wird direkt weiterverwendet.

❯ Da der Komplex II keine Pumpfunktion hat, liegt er ausschließlich auf der Matrixseite mit seinen vier Untereinheiten. Wiederum sind Fe-S nötig, um die zwei Elektronen einzeln auf Ubichinon zu übertragen.

Die Energie des $FADH_2$ ist geringer (1,5 ATP-Äquivalente im Vergleich zu 2,5 ATP-Äquivalenten pro $NADH + H^+$), weswegen es zu keinem Elektronentransport kommt. Auch liegt $FAD/FADH_2$ als prosthetische Gruppe des Enzymkomplexes vor, man könnte also meinen, dies sei die einzige Quelle des Reduktionsmittels.

Trotzdem gibt es weitere Quellen von freiem $FADH_2$:

- Die Acyl-CoA-Dehydrogenase der Lipolyse liefert genauso viele $FADH_2$, wie die Fettsäure den Oxidationszyklus durchläuft.
- Weiterhin gibt es einen Shuttle, der $NADH + H^+$ in den Matrixraum transportiert, dabei jedoch $FADH_2$ daraus regeneriert.

❯ Die zytosolische Glycerin-3-phosphat-Dehydrogenase (G3PD) setzt das $NADH + H+$ der Glykolyse um.

- Ihr Ziel ist es, die Reduktionsäquivalente an Dihydroxyacetonphosphat zu binden, wobei Glycerin-3-phosphat entsteht. Vermeintlich profitiert der Stoffwechsel nicht davon.
- Jedoch kann Glycerin-3-phosphat die Mitochondrienmembran mit seinen zwei Elektronen passieren, um dann von der mitochondrialen G3PD zu Dihydroxyacetonphosphat (DHAP) oxidiert zu werden. Statt NAD^+ nutzt sie FAD.
- Somit wurden Elektronen effektiv in die Mitochondrienmatrix verbracht und zugleich das gewünschte DHAP gebildet.

Wer sich nun fragt was der Sinn hinter der Bildung von einem weiteren Ubihydrochinon ist, hat gut aufgepasst:

❯ Das QH_2 wird im nächsten Schritt von Komplex III benötigt (▢ Abb. 5.5).

Ein leicht zu begehender Fehler ist die Annahme, dass Glycerin-3-phosphat nur eine Abkürzung für das Glycerinaldehyd-3-phosphat der Glykolyse wäre. Es kommt jedoch aus dem Fettstoffwechsel und hat eben keine Aldehydgruppe am ersten C-Atom, sondern eine Hydroxygruppe. So sind folglich auch Glycerin-3-phosphat-Dehydrogenase (G3PD) und Glycerinaldehyd-3-phosphat-Dehydrogenase (GA3PDH) komplett unterschiedliche Enzyme.

5.1.3 Komplex III – Ubichinon-Cytochrom-c-Oxidoreduktase

Die dritte und letzte Oxidoreduktase der Atmungskette hat drei **katalytische Zentren**, namentlich zwei **Häm b** und ein **Cytochrom c**.

❯ Die Elektronen des Ubihydrochinon werden einzeln aufgenommen von dem elfteiligen Komplex, genauer einem weiteren FeS und einem Häm-b-Zentrum. Dieser Prozess generiert bereits den Transport von vier H^+ in den Intermembranraum.

▬ Das Häm b reicht sein Elektron an ein nachgeschaltetes Häm b weiter, während FeS seines an Cytochrom c abgibt.

❯ Eine erneute Reduktion von Q zu QH_2 verbringt zwei neue Protonen in den Komplex III, weswegen man netto nur von einem Protonentransport von zwei H^+ sprechen kann.

▬ Außerdem kann diese Reduktion nur vollständig erfolgen, wenn ein weiteres Ubihydrochinon oxidiert wird, denn das eine Elektron des Häm b reicht nicht aus. Aus diesen Zusammenhängen ergibt sich folgende Gleichung (▢ Abb. 5.6):

Wieder haben die Reaktionen keinen richtigen Endpunkt erreicht.

❯ Es bleiben zwei Cytochrom c mit je einem Elektron übrig. Diese können erst im nächsten Komplex wieder zurückgewonnen werden.

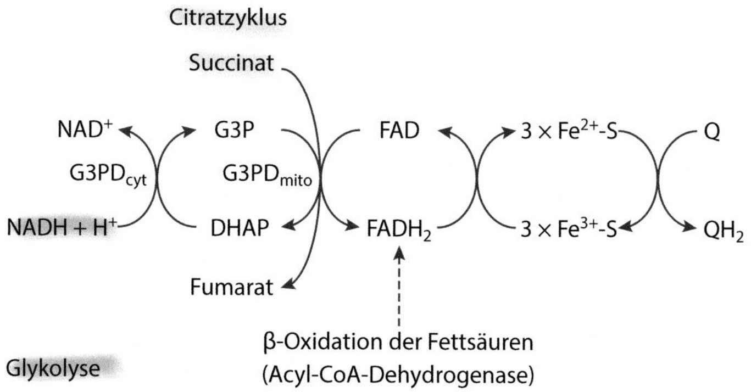

▢ **Abb. 5.5** Herkunft der $FADH_2$ und Reaktionsfolgen des Komplex II

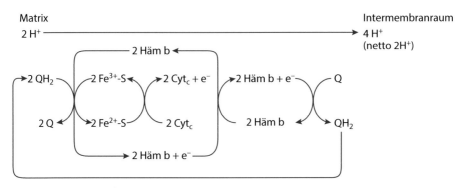

◻ Abb. 5.6   Reaktionsfolgen des Komplex III. Übrig bleiben zwei Cytochrom c mit je einem Elektron, das Ubihydrochinon wird bis zum Ende der Reaktionen regeneriert

◻ Abb. 5.7   Verbrauch des Sauerstoffatoms und Reaktionsfolgen des Komplex IV

5.1.4   Komplex IV – Cytochrom-c-Oxidase

Der sauerstoffabhängige Komplex IV beinhaltet auch drei **katalytische Zentren**, in diesem Falle die Bindungsstelle für **Cytochrom c**, ein **Häm-a-Zentrum** und ein **binukleäres Zentrum**. Der einzelne Transport von Elektronen erfolgt nicht mehr mittels Eisen-Schwefel-Zentren, sondern nun mit **Kupferzentren (Cu)**.

— Das Cytochrom c wird also mit einem zweiwertigen Cu_A gebunden und überträgt seine Elektronen.

— Diese fließen direkt weiter zum Häm a und von dort auf das binukleäre Zentrum aus Häm a_3 und Cu_B.

❯ Hier wird der Sauerstoff benötigt, der mit den zwei angereicherten Elektronen zu H_2O gespalten wird. Die Protonen wurden wie bereits in Komplex III aus dem Matrixraum aufgenommen, weswegen der Bruttotransport von vier H^+ netto wieder um zwei vermindert wird (◻ Abb. 5.7).

❯ Bis jetzt wurden zehn H^+ in den Intermembranraum gepumpt und ½ O_2 zu H_2O gespalten. Eine Energiesynthese hat noch nicht stattgefunden.

Der Komplex V benötigt die um 1,2 V unterschiedlichen Spannungen, um ATP in seinem Rotationsprinzip zu bilden.

5.1.5 Komplex V – ATP-Synthase

Angelangt am eigentlichen Generator, ist es nötig, sich den Aufbau des Enzyms klarzumachen. Man stelle sich das Ganze wie eine Art Wasserrad vor:

Es gibt einen festen Teil, ähnlich einer Achse, der auch **peripherer Stiel** genannt wird. Er befindet sich entsprechend am äußeren Rand und besteht aus einer **a-**, zwei **b-** und einer **d-Untereinheit**. Erstere stellt den Link zum beweglichen Aspekt her, Letztere hält den unteren Teil mit der eigentlichen enzymatischen Aktivität fest. Dieser wird auch **F_1-Teil** genannt und ragt in die Matrix des Mitochondriums hinein. Er ist gegliedert in drei paarige **α-β-Untereinheiten**, die kreisförmig angeordnet sind, und einen **zentralen Stiel**. Der zentrale Stiel setzt sich aus einer **γ-**, einer **δ-** und einer **ε-Untereinheit** zusammen, die gemeinsam wiederum die Verbindung zum **F_o-Teil** herstellen.

❯ Der sitzt in der inneren Membran und erfüllt die Aufgabe eines Kanals, der sich um die eigene Achse dreht und dabei den zentralen Stiel mit dreht.

Sein Kanalgerüst besteht aus acht **c-Untereinheiten**. Auch die erwähnte stabilisierende a-Untereinheit zählt mit zum F_o-Teil (◻ Abb. 5.8).

Fallstrick

Der kleine Index am „F_o"-Teil steht nicht für die Zahl 0, sondern den Buchstaben O. Die Bezeichnung leitet sich vom Inhibitor der ATP-Synthase, dem Oligomycin A, ab, das in ▶ Abschn. 5.3.6 abgehandelt wird.

Was geschieht also?

❯ Zunächst passieren die gesammelten Protonen den F_o-Kanal und setzen mit diesem Abfall des elektrochemischen Gradienten Energie frei.

Die C-Untereinheiten beginnen sich zu drehen.

Die katalytischen Zentren des F_1-Teils (die paarigen α-β-Untereinheiten) nutzen die Energie, um ADP zu ATP zu phosphorylieren. Im Prinzip sind alle drei Zentren mit je einem ADP und einem freien Phosphat besetzt. Jedoch befinden sie sich in unterschiedlichen Konformationen, je nachdem mit welcher Affinität die beiden Reaktionspartner gebunden sind. So ist **L(oose)** nur eine leichte Bindung möglich und **O(pen)** hat fast gar keine Bindungsaffinität. Geht L in die **T(ight)**-Form über, so bildet sich beinahe spontan ATP, denn die Bindung ist so stark, dass sogar kleine Wasserstoffmoleküle aus der Bindungstasche verdrängt werden.

❯ Genaugenommen wird die Energie nicht für die Bildung, sondern die Freisetzung von ATP aus seiner engen Bindung und den abrupten Übergang von T- in O-Konformation benötigt.

Dadurch, dass es drei ständig ihren Zustand wechselnde katalytische Zentren gibt, werden pro 360°-Rotation drei AP gebildet. Pro Versatz einer c-Untereinheit wird aber nur ein Proton benötigt.

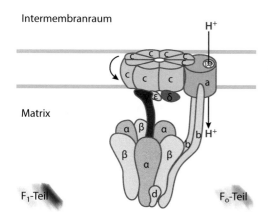

Intermembranraum

H⁺

Matrix

F_1-Teil

F_o-Teil

◻ **Abb. 5.8** ATP-Synthase

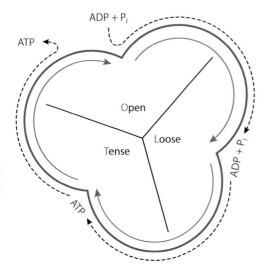

□ **Abb. 5.9** Funktionszustände der ATP-Synthase. Nicht das Substrat wechselt den Ort, sondern die einzelnen katalytischen Zentren wechseln ihren Konformationszustand

❯ Damit werden nur acht der zehn möglichen Protonen verbraucht.

Ziel ist dabei der Erhalt einer gewissen Restspannung, denn kommt die ATP-Synthase zum Stillstand, so kommt die ganze Zelle zum Stillstand und geht folglich unter (□ Abb. 5.9).

5.1.6 Bilanz

Was ist zusammenfassend geschehen?

❯ Es wurden netto 10 H^+ von der Matrix in den Intermembranraum gepumpt, wobei ein elektrochemischer Gradient von –0,32 V zu +0,81 V geschaffen wurde.

Dieser Ladungsunterschied stellt die Energie bereit, um die beweglichen Teile der ATP-Synthase in Rotation zu versetzen. Beim Fluss von acht Protonen zurück in die Matrix drehen sie die acht c-Untereinheiten immer um je eine Position.

❯ Die darunter festsitzenden katalytischen Zentren generieren also (drei Zustände bis zum finalen ATP) 2,7 ATP.

Die **P/O-Ratio** ist eine Möglichkeit, den **Effizienzgrad** des Ablaufs zu beschreiben.

❯ Sie gibt an, wie viele ATP pro verbrauchtem O_2 gebildet werden. Sie nimmt auch den Transport von ATP in den Intermembranraum und von ADP in den Matrixraum mit in die Rechnung.

Dies erfolgt durch den **Adeninnukleotid-Carrier** und die **Ladungsunterschiede:** ATP ist negativer geladen und strebt somit Richtung positiverem Intermembranraum und umgekehrt. Nur P_i wird mit einem H^+-Symporter elektroneutral versetzt, zieht damit aber auch einen Verlust vom elektrochemischen Gradienten nach sich. Leckströme gleichen diesen jedoch weitestgehend wieder aus.

Mittels der oben genannten Spannungsunterschiede kann auch **Gibb's freie Energie** $\mathbf{\Delta G^{0'}}$ berechnet werden. Hier kollidieren oft Realität und Versuchsreihe:

Theoretisch müsste ein NADH + H^+ mit –220 kJ/mol Ausbeute bis zu 4 ATP mit einem gerundeten Wert von 50 kJ/mol erzeugen können. In vivo sind es jedoch nur 2,7.

❯ Dies führt man auf einen Verlust der Energie in Form von Wärme zurück.

Somit spricht man von einem **Wirkungsgrad** der Atmungskette von etwa 65 %.

Diese Rechnungen haben keine besondere Relevanz, sind aber zum Verständnis ganz anschaulich (□ Abb. 5.10).

5.2 Regulation

Auch ein fortwährend tätiges Kraftwerk hat Hochphasen und weniger arbeitsintensive Zyklen. Gesteuert wird das durch Substrat-

$$\Delta G = \Delta H - T \cdot \Delta S = \Delta G'^\circ + R \cdot T \cdot \ln \frac{[ATP]_{Matrix}}{[ADP]_{Matrix} \cdot [P_i]_{Matrix}} \qquad = -n \cdot F \cdot \Delta E^{\circ\prime}$$

Anzahl der Elektronen

Faraday-Konstante
elektrische Ladung eines Mols
einfach geladener Ionen

Änderung des
elektrischen
Potenzials

$$\Delta G = -2 \cdot 96{,}485 \cdot \frac{kJ}{V\ mol} \cdot 1{,}130\ V = -218{,}056\ \frac{kJ}{mol}$$

$$\Delta E^{\circ\prime} = E^{\circ\prime}_{reduziert} - E^{\circ\prime}_{oxidiert}$$

$$E^{\circ\prime}_{reduziert} = O_2 \rightarrow H_2O\ (\cdot\ 2) \quad \searrow 0{,}815\ V$$

$$E^{\circ\prime}_{oxidiert} = NADH + H^+ \rightarrow NAD^+ \quad \searrow -0{,}320\ V$$

$$50\ \frac{kJ}{mol} \cdot 2{,}7 = 135\ \frac{kJ}{mol} \qquad \frac{135\ \frac{kJ}{mol} \cdot 100}{220\ \frac{kJ}{mol}} = 61{,}36\ \%$$

◘ Abb. 5.10 Gibb's freie Energie der ATP-Synthese und der Wirkungsgrad

angebot wie die meisten anderen Enzyme auch. Es bedarf ausreichender Energiezufuhr durch Fette, Proteine oder Zucker (umgewandelt in NADH + H$^+$), Sauerstoff und ADP.

❯ Während die Energielieferanten nur zu einem mäßigen Anstieg der Aktivität führen (wozu Energieäquivalente erzeugen, wenn sie nicht verbraucht werden?), steigert besonders ausreichend ADP die Syntheserate um etwa das Fünffache. Auch Sauerstoff muss dabei mit von der Partie sein, weswegen man von der „Atmungskontrolle" spricht.

Das kann man sich auch insofern gut merken, als ein vermehrter Sauerstoffverbrauch wie bei Sport zu einem Anstieg der ADP-Konzentration führt, was wiederum einen Feedback-Loop aktiviert, sodass mehr Mitochondrien synthetisiert werden.

Rückwirkend kann auch die Atmungskette ihre vorgeschalteten Stoffwechselwege beeinflussen, wie bereits in der Übersicht von ▶ Abschn. 4.2.2 erkennbar.

5.3 Hemmstoffe

Eine Inhibition der Atmungskette kann sowohl physiologischer als auch pathologischer Natur sein (◘ Abb. 5.11). Jetzt könnte man sich fragen, unter welchen Bedingungen es von Vorteil sein sollte, seine Energiesynthese einzustellen, wenn doch das ganze System so ausgelegt ist, immerfort weiter arbeiten zu können bis hin zum Zelluntergang. Irgendwann ist man vielleicht schon einmal über das „braune Fettgewebe", das vor allem bei Babys zu finden ist, gestolpert. In diesem Zusammenhang ist auch oft die Rede von gutem Fett, weil es abbaubar ist. Seine komplette Struktur unterscheidet sich vom herkömm-

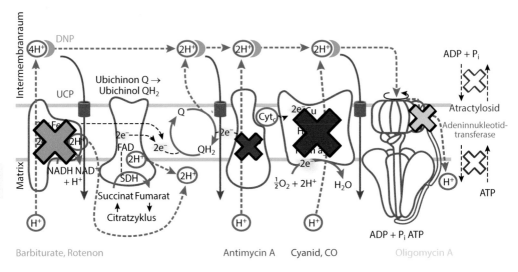

◘ Abb. 5.11   Hemmung der Atmungskette

lichen Fettgewebe. Der Grund dafür ist sein Nutzen. Das braune Fettgewebe produziert Wärme für den kleinen neuen Körper, der so viel temperaturempfindlicher ist als der Erwachsener. Die Wärmeproduktion erfolgt durch sogenannte Entkopplung der Atmungskette.

5.3.1   Sonderfall: Entkopplung

Wie schon zuvor festgestellt, geht ein kleiner Teil der Energie, die laut Berechnungen möglich wäre, ständig als Wärme aus dem System. Der verminderte Wirkungsgrad trägt damit nichtsdestotrotz zur Homöostase bei, denn auch Wärme ist für die Aktivität der Enzyme essenziell. Diese Wärmefreisetzung erfolgt durch Leckströme von Protonen. Wird die Membran der Mitochondrien durchlässiger, so steigert sich die Wärmefreisetzung und die ATP-Synthese fällt ab. Damit die Membran „porös" wird, braucht man einen **Entkoppler**. Im menschlichen Organismus übernimmt das **UCP1** (Uncoupling protein 1, auch Thermogenin) diese Funktion.

❯ Der elektrochemische Gradient wird aufgehoben, die Protonen diffundieren gebunden an Fettsäuren innerhalb des Proteinkanals zurück in die Matrix, ohne die ATP-Synthase anzutreiben.

Wie der Name schon vermuten lässt, gibt es noch weitere UCP. Im Menschen wurden bereits weitere vier entdeckt, manche davon werden in Zusammenhang mit Erkrankungen (Diabetes mellitus) oder Symptomen (Schwitzen und Hitze bei Hyperthyreose, Fieber allgemein) gebracht.

5.3.2   2,4-Dinitrophenol

Auch Dinitrophenol (**DNP**) ist ein Entkoppler, jedoch nicht körpereigen. Seine Wirkung wurde durch Zufall bei Arbeitern in Dynamitfabriken entdeckt, die trotz ausreichender Ernährung nicht zu- oder gar abnahmen. Einige Zeit wurde das Wundermittel zum Abnehmen verschrieben, bis seine toxischen Wirkungen bekannt wurden. Noch heute wird es manchmal missbräuchlich (z. B. von Bodybuildern) verwendet.

> Wie beim UCP werden die Protonen von dem Ionophor (lipophil) gebunden und diffundieren dann in der Matrix wieder ab, wodurch der Protonengradient abgebaut wird.

5.3.3 Barbiturate (Amytal) und Rotenon (Insektizid)

> Da Barbiturate auch weiterhin als Arzneistoffe im Gebrauch sind, lässt sich vermuten, dass ihre inhibitorische Wirkung nicht zu einem kompletten Erliegen der Atmungskette führen kann.

Genauso wie Rotenon hemmen sie **Komplex I**. Da jedoch noch zwei weitere Komplexe die Aufgabe haben, den elektrochemischen Gradienten auszubauen und diese nur von Komplex II abhängig sind, ist lediglich mit einer verminderten Effektivität der Atmungskette zu rechnen. Bei vermehrter Zufuhr von Succinat steigt auch der Sauerstoffverbrauch – als Indikator der Atmungskettenaktivität – wieder deutlich an.

5.3.4 Antimycin A

> Wie der Name vielleicht schon vermuten lässt, handelt es sich bei Antimycin A um ein Antibiotikum, den Streptomycesbakterien zugehörig.

Es hemmt den **Komplex III**, wodurch ein Großteil des elektrochemischen Gradienten verloren geht, wenn auch Komplex IV noch arbeiten kann. Eine Zugabe von Succinat führt entsprechend nicht zur Besserung, aber eine Reduktion der darauffolgenden Stoffwechselprodukte kann durch Reduktionsmittel wie Ascorbinsäure teilweise übernommen werden.

5.3.5 Azide (N_3^-), Cyanid (Blausäure, HCN) und Kohlenmonoxid (CO)

> Eine Inhibition des Komplex IV, der mitunter die meiste Energie generiert und den letzten Schritt vor der eigentlichen ATP-Synthese bildet, kann nicht umgangen werden. Somit sind die Wirkungen der Hemmstoffe nicht mit dem Leben vereinbar, wenn nicht direkt antagonisiert.

Da Cyanid und CO zusätzlich auch die **Sauerstofftransportkapazität** des Hämoglobins behindern, ist hier besonders schnelles Handeln vonnöten und eine hochdosierte, bestenfalls druckunterstützte (Druckkammer) O_2-Gabe Basistherapie.

5.3.6 Oligomycin A

Die ATP-Synthase selbst kann ebenfalls einer Inhibition zum Opfer fallen.

> Wiederum ist es ein Antibiotikum der Streptomycesbakterien, das die toxische Wirkung entfaltet.

Bei normal aufgebautem elektrochemischem Gradienten wird der Verbrauch der Protonen blockiert.

> Der F_o-Teil kann keine Protonen passieren lassen. Damit sinkt der Sauerstoffverbrauch.

Entkoppler können weiterhin wirken und damit die Anhäufung von Protonen im Intermembranraum vermindern, was den Atemantrieb wieder steigert. Es kann jedoch kein ATP mehr synthetisiert werden, was langfristig zum Zelltod führt.

5.3.7 Atractylosid und Bongkreksäure

Die beiden Stoffe, welche in Pflanzen (Korbblütler und von Schimmelpilz befallene Kokosnüsse) vorkommen, hemmen die **Adeninnukleotid-Transferase**.

> Bei funktionierendem Protonengradienten und normaler ATP-Synthese kann ATP nicht aus der Matrix hinaus und ADP nicht in die Matrix hinein.

Wie bereits erwähnt, ist die Zufuhr von ADP der treibende Faktor, der die Atmungskettenaktivität beeinflusst. Sein Abfall führt daher ebenfalls schnell zum Erliegen des Systems, die Atmung stoppt. Jedoch kann erneut ein Entkoppler eingesetzt werden, um einen Atemantrieb zu erzeugen.

Vitamine

Inhaltsverzeichnis

Schon als Kind hört man von Vitaminen, man lernt, dass sie wichtig sind, dass man sich „gesund" und „ausgewogen" ernähren soll. Aber was verbirgt sich hinter den Stoffen, die man in verschiedensten Dosierungen frei verkäuflich in jeder Drogerie erhalten kann? Mangelerscheinungen sind den meisten ein Begriff. Heute geht man aber auch davon aus, dass Hypervitaminosen genauso viel Schaden anrichten können. Da keine Verschreibungspflicht besteht und viele Patienten die kleinen Mittelchen nicht als Arzneistoffe bewerten, kann es zu Schwierigkeiten in der Ursachenfindung und Therapie von oft diffusen Erkrankungssymptomen kommen.

Vitamine sind Stoffe, die nicht in rauen Mengen in unserem Organismus benötigt werden. Dennoch ist ihr Fehlen fatal für die Funktion vieler Stoffwechselwege und einzelner Enzyme. Sie sind die helfenden Hände, ohne die Elektronentransfers oft gar nicht möglich wären. Als prosthetische Gruppen, Cofaktoren oder Hormonvorstufen sind ihre Funktionen nicht unter einem Oberbegriff zu vereinen. Da sie alle nicht vom Körper synthetisiert werden können, müssen sie in ausreichender Menge über die Nahrung zugeführt oder anderweitig substituiert werden. Was man jedoch unterscheiden kann, ist ihre Wasser- bzw. Fettlöslichkeit. Diese beeinflusst auch die Art der Aufnahme und ihre Speicherfähigkeit (◘ Tab. 6.1).

6.1   Fettlösliche Vitamine

Einfacher kann ein Merkspruch kaum sein. Die fettlöslichen Vitamine bilden den Namen einer gemeinhin bekannten Supermarktkette „EDeKA". Die Strukturen der Stoffe könnten kaum unterschiedlicher sein, aber sie alle eint ihr lipophiles Verhalten. Während Vitamin A bekannt durch seine Beteiligung am Sehvorgang ist, ist Vita-

◘ **Tab. 6.1**   Vitamine

Vitamin	Empfohlene Tageszufuhr		Normwerte im Blut
	Kinder	Erwachsene	
A	0,6 mg	1,0 mg	0,2–1,2 mg/l
D	20 µg	20 µg	20–65 ng/l, Kinder 30–200 ng/l
E	10–15 mg	10–15 mg	5–16mg/l
K	20 µg	60–80 µg	50–900 ng/l
B_1	0,6 mg	1–1,4 mg	24–99 µg/l
B_2	0,7 mg	1–1,6 mg	90–350 µg/l
B_3	8 mg	10–17 mg	8–52 µg/l
B_5	4 mg	6 mg	25–80 µg/L
B_6	0,6 mg	1,2–1,6 mg	8,7–27,2 µg/l
B_7	10–20 µg	30–60 µg	>200 ng/l
B_9	140 µg	300 µg	4,6–18,7 µg/l
B_{12}	1,5 µg	4,0 µg	200–950ng/l
C	20 mg	90–110 mg	5–15 mg/l

min D für den Knochenstoffwechsel relevant und schon lange auf jedem Medikamentenplan postmenopausaler Frauen mit Osteoporoserisiko vermerkt. Die Vitamine agieren häufig synergistisch und bedingen ihre gegenseitigen Funktionen. So braucht man das K für das D, das E für das C (löslichkeitsübergreifend) und B_{12} für B_9 (unter den wasserlöslichen).

❯ Aufgenommen werden sie alle in Mizellen zusammen mit TAGs und Cholesterinen. In den Enterozyten erfolgt die Umverteilung auf Chylomikronen, bevor es in das Lymphsystem geht. Von der Leber werden sie je nach Bedarf an das periphere Gewebe abgegeben.

6.1.1 Vitamin A

❯ Retinol ist ein Isoprenoid, auch seine Strukturverwandten Retinsäure und Retinal bezeichnet man allgemein hin als Vitamin A.

Abgesehen von der Signaltransduktion beim Sehvorgang wirkt Vitamin A als Transkriptionsfaktor und stabilisiert das Epithelgewebe. Wie all diese Funktionen von einem Stoff ausgeführt werden können, begründet sich in seiner Struktur.

Denkstütze

Isoprene sind ungesättigte Kohlenwasserstoffverbindungen mit fünf C-Atomen. Derivate können aus mehreren aneinandergereihten Isoprenen bestehen. Dann wird ihre Schreibweise oft abgekürzt. Sie sind auch Grundlage der Steroide.

❯ Egal in welcher Form es aufgenommen wird, der Körper wandelt alle Derivate zuerst in all-trans-Retinol um (◘ Abb. 6.1).

So ist der Klassiker das β-Carotin aus Karotten (Provitamin A), welches jedoch nur insuffizient durch die 15-15'-Dioxygenase zu **all-trans-Retinal** umgesetzt werden kann. Danach wird es noch weiter zu all-trans-Retinol mittels $NADH + H^+$ hydriert. Tierische Produkte wie Leber, Fischöl, Eigelb oder Milchprodukte sind hingegen direkte Vitamin-A-Donatoren. In der Leber angekommen werden die Speicher der sogenannten **Ito-** oder **Sternzellen** aufgefüllt, falls nötig. Diese können bis zu einem Jahr halten. Vitamin A kann als **Retinylester** vorliegen oder an das **CRBP** (Cytosolic retinol binding protein) gebunden sein. Damit es in den Blutstrom gelangen kann, muss es

hydrophiler gemacht werden. Das **SRBP** (Serum-RBP) erfüllt diese Bedingung und transportiert das Isoprenderivat zum Membranrezeptor.

Die Veresterung von all-trans-Retinol erfolgt durch die ARAT (Acyl-CoA-Retinol-Acyltransferase), indem Coenzym A aus einem Fettsäureester ersetzt wird. Das Enzym kann die Rückreaktion nicht ermöglichen, dafür ist die Retinylesterase verantwortlich.

❯ In der Retina ist Vitamin A Bestandteil der Stäbchen, genauer seiner Außensegmente, und damit am Schwarz-Weiß-Sehen (allgemeine Lichtwahrnehmung) beteiligt.

- Dafür muss all-trans-Retinol zu **11-cis-Retinol** isomerisiert und weiter zu **11-cis-Retinal** dehydriert werden.
- 11-cis-Retinal wird über die endständige Aldehydgruppe an die ε-Aminogruppe des Lysins eines Opsins gebunden. Das Gesamtgebilde wird **Rhodopsin** genannt.

❯ Das Opsin hat die Funktion eines G-Protein-gekoppelten Rezeptors.

- Bei Lichteinfall auf die Netzhaut wird das 11-cis-Retinal isomerisiert zu all-trans-Retinal, das automatisch vom Opsin abgespalten wird. Dadurch beginnt die Signaltransduktion, welche zuletzt zu einer Hell-Dunkel-Wahrnehmung führt.

Die **Genregulation** des Vitamin A erfolgt über sein Säurederivat **all-trans-Retinsäure** oder dessen Isomer **9-cis-Retinsäure**, je nachdem welcher Rezeptor gebunden wird. **RAR** (Retinoid acid receptor) kann durch beide aktiviert werden, während **RXR** (Retinoid X receptor) nur mit der 9-cis-Form und **PPAR** (Peroxisome proliferator-activated receptor) nur mit der all-trans-Form reagiert.

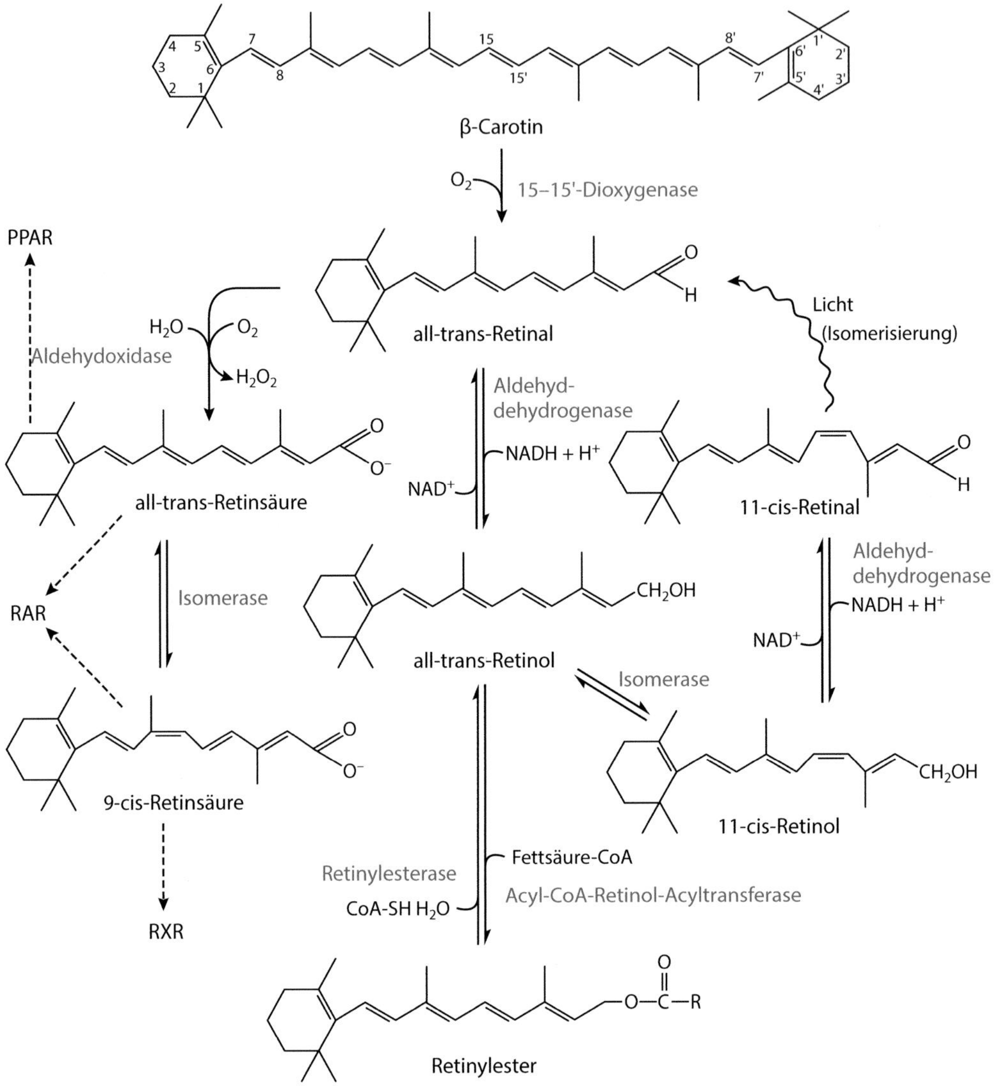

6

β-Carotin

O_2 — 15–15'-Dioxygenase

PPAR

H_2O O_2

Aldehydoxidase

H_2O_2

all-trans-Retinal

Licht (Isomerisierung)

Aldehyd-dehydrogenase

$NADH + H^+$

all-trans-Retinsäure

NAD^+

11-cis-Retinal

RAR

Isomerase

Aldehyd-dehydrogenase

$NADH + H^+$

all-trans-Retinol

NAD^+

CH_2OH

Isomerase

9-cis-Retinsäure

11-cis-Retinol

CH_2OH

RXR

Retinylesterase

CoA-SH H_2O

Fettsäure-CoA

Acyl-CoA-Retinol-Acyltransferase

Retinylester

⬛ **Abb. 6.1** Vitamin A und seine Derivate. All-trans-Retinol ist die Ausgangsform des aktiven Vitamin A. Im Sehvorgang wird es als 11-cis-Retinal benötigt, für transkriptionelle Wirkungen sind Retinsäuren verantwortlich. Retinylester sind die Speicherformen in Ito-Zellen

> Alle drei sind ligandenaktivierte nukleäre Rezeptoren, denen ein gemeinsamer Aufbau zugrunde liegt: Sie haben eine DNA-bindende Domäne, die aus zwei Zinkfingern besteht, und eine ligandenbindende Domäne.

Ihre tatsächliche Wirkung an der DNA können sie nur als Homo- oder Hetero-dimere (RXR/RXR oder RXR/RAR) entfalten.

Mit Vitamin D$_3$, Schilddrüsenhormonen, Zelldifferenzierung- und Zellproliferations- sowie Hox(Homöobox)-Genen, die übergeordnete Transkriptionsfaktoren regulieren, können ebenfalls Heterodimere gebildet werden. Entsprechend erklärt sich die Vielfalt an Einflüssen von der Einnistung der

Blastozyste über Wachstum allgemein bis hin zur Ausprägung des Immunsystems.

In Form des all-trans-Retinol ist Vitamin A wichtig für die Ausbildung stabiler Membranen, insbesondere des Epithels. Es ist für die Glykoprotein- und Kollagensynthese vonnöten, die genaue Wirkung ist jedoch noch nicht ausreichend erforscht. Bei schwerer Akne und Faltenbildung werden Retinol-Cremes seit den 1970ern verwendet.

■ Hypovitaminose

Ein Mangel an Vitamin A kann die Fertilität sowohl beim Mann als auch bei der Frau sowie die Embryogenese beeinträchtigen. Kinder haben Wachstums- und Entwicklungsstörungen und können genauso wie Erwachsene erst **nachtblind** werden und dann vollkommen erblinden. Diesen pathologischen Vorgang bezeichnet man als **Xerophthalmie**. Die Cornea, wie alle anderen Epithelien auch, wird immer trockener und verhornt komplett.

❯ Vitamin-A-Mangel ist in Entwicklungsländern Ursache Nummer eins für Erblindungen im Kindesalter.

■ Hypervitaminose

Da sich Vitamin A als fettlösliches Substrat speichern lässt, kann auch eine Überdosierung erfolgen. Dies kann jedoch nur durch außerordentliche Substitution von Reinpräparaten erfolgen. Die Symptome sind mannigfaltig und unspezifisch von Haarausfall (Alopezie) über Knochen- und Gelenkschmerzen bis hin zu Leberfibrose. Bei Schwangeren wurde eine teratogene Wirkung festgestellt.

6.1.2 Vitamin D

Calciferol ist kein Vitamin wie die anderen.

❯ Es kann vom Körper synthetisiert werden, benötigt dazu jedoch Sonnenein-

strahlung (UV-B), die wie zuvor bei Vitamin A eine chemische Reaktion auslöst.

Pflanzlich kommen die Provitamine kaum vor, in Fisch finden sich die meisten Vorstufen des eigentlichen Vitamins.

❯ Regulär ist Vitamin D_3 die normale und aktive Form, genauer als Cholecalciferol bezeichnet.

Der Zahlenindex lässt vermuten, dass es mindestens noch D_1 und D_2 gibt. Diese sind jedoch künstlich hergestellt und haben kaum Wirkung. Hauptaufgabe ist der Aufbau bzw. Erhalt der Knochenstruktur.

Auch dieses fettlösliche Vitamin besteht aus einem **Isoprenpolymer**, welches sich dann zu dem klassischen **Sterangerüst** der Steroide zusammengesetzt hat. Die einzelnen Teilreaktionen bis zu dieser 27 C-Atome zählenden Grundstruktur sind in ▶ Abschn. 2.1.3 erläutert. Da alle kernhaltigen Zellen Cholesterin für ihre eigenen Membranen synthetisieren können, kann auch ubiquitär eine weitgehende Synthese der Vitamin-D-Vorstufen erfolgen.

— Aus dem Steran Lanosterin, welches bereits die Doppelbindung von C7 zu 8 trägt, wird eine weitere Doppelbindung der C-Atome 5 und 6 im B-Ring durch eine Desaturase eingefügt.

— 7-Dehydrocholesterin (Provitamin D_3) kann in den sonnenexponierten Hautarealen durch Strahlung in genau diesem B-Ring gegenüber den beiden Doppelbindungen gespalten werden (C-Atome 9 und 10).

— Zum 19. C-Atom, welches sich in unmittelbarer Nähe befindet, bildet sich eine Doppelbindung aus. Es ist Cholecalciferol entstanden.

— Da es noch inaktiv ist, müssen zwei Hydroxygruppen angefügt werden. Das erfolgt zuerst in der Leber durch ein CYP-Enzym (enthält Cytochrom P450), allgemein als 25-Hydroxylase bekannt.

— Danach gelangt 25-Hydroxycholecalciferol (auch Calcidiol oder 25[OH]D$_3$) zur Niere, wo es in den Mitochondrien des proximalen Tubulusepithels (auch durch ein CYP-Enzym) 1α-hydroxyliert wird.

❯ 1,25-Dihydrocholecalciferol (auch Calcitriol oder 1,25[OH]D$_3$) ist aktiv als Hormon wirksam und steuert vornehmlich den Ca^{2+}- und PO$_4^{3-}$-Haushalt des Organismus.

Im Blut können Calciole nicht frei vorkommen, da sie zu lipophil sind. Das **Vitamin D binding protein** (VDBP) dient als universeller Transporter. Bislang waren die Werte für gebundenes Calcidiol, welches man auch als Speicher-Vitamin D$_3$ bezeichnet, Standardmesswerte für den Vitamin-D-Haushalt. Es ist definitiv genauer als die Werte für Calcitriol, weil dieses nur eine Halbwertszeit von ca. 6–8 Stunden hat. Außerdem liegt Calcitriol in 1000-fach höheren Mengen vor und kann leichter bestimmt werden. Allerdings gibt es neue Studien, die vermuten lassen, dass auch das Verhältnis von freiem (in den Zellen) und gebundenem (im Blut) Vitamin D eine große Rolle spielt und den Haushalt besser widerspiegelt.

❯ Der Bedarf an aktivem Vitamin D$_3$ wird durch die 1α-Hydroxylase reguliert, die hauptsächlich je nach Ca^{2+}-Spiegel mehr oder weniger exprimiert wird.

Informationen über den Ca^{2+}-Haushalt, besser sein Absinken, werden durch **Parathormon** (PTH) aus der Nebenschilddrüse weitergeleitet. Die Tubulusepithelzellen besitzen PTH-Rezeptoren, welche zu einem intrazellulären cAMP-Anstieg führen und die Transkription steigern. Bei einem Zuviel an 1,25(OH)D$_3$ aktiviert der Vitamin-D-Rezeptor (VDR) den Gegenspieler, welcher am 24. C-Atom eine Hydroxygruppe anfügt, sodass das Molekül zur Elimination markiert ist.

Nun muss man sich aber bewusst machen, dass dieses Signal noch nicht direkt zum Einbau von Ca^{2+} in die Knochen führt. Es löst eine vermehrte Resorption von Ca^{2+} und PO$_4^{3-}$ in Niere und Darm aus und steuert indirekt die Expression von Osteoblasten, Osteoklasten und Chondrozyten. Der genaue Mechanismus konnte noch nicht ermittelt werden. Währenddessen steigert das Parathormon sogar die Osteoklastenaktivität, um den Serumcalciumspiegel zu erhöhen. Entsprechend löst Vitamin D$_3$ eine Hemmung der PTH-Freisetzung aus, damit sich die Wirkungen nicht gegenseitig aufheben.

Weniger gängige, aber immer mehr in den Vordergrund rückende Wirkungen von 1,25(OH)D$_3$ sind die verbesserte glucoseabhängige Insulinfreisetzung, immunmodulatorische Einflüsse, verbesserte Muskelaktivität und erhöhte Fettsäureoxidation. Es steht insofern in Zusammenhang mit den heutigen Zivilisationskrankheiten Diabetes mellitus Typ 2, Atherosklerose, Adipositas und dem Pathomechanismus des metabolischen Syndroms (❒ Abb. 6.2).

Seine optimale Wirkung kann 1,25(OH)D$_3$ nach heutigem Forschungsstand zusammen mit Vitamin K entfalten. Der Zusammenhang wird in ▶ Abschn. 6.1.4 abgehandelt.

▪ **Hypovitaminose**
Vitamin-D-Mangel im Kleinkindalter führt zum Krankheitsbild der **Rachitis**, Knochenmalformationen in Kombination mit Karies, neuromuskulären Symptomen und Infektanfälligkeit. Bei Erwachsenen haben vor allem Frauen nach der Menopause ein erhöhtes Risiko der Osteoporose, da der Östrogenhaushalt die Osteoklastenaktivität hemmt. Heute sind deswegen Knochendichtemessungen und Bestimmungen der Vitamin-D$_3$-Konzentrationen bei Frauen höheren Alters an der Tagesordnung, denn

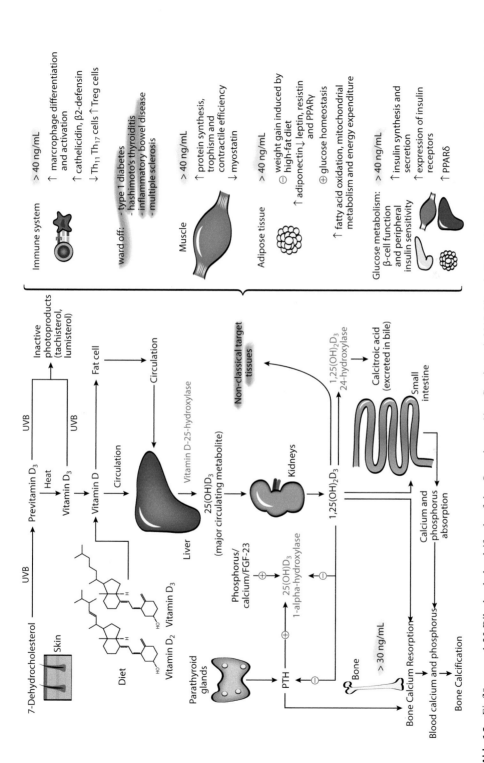

Abb. 6.2 Einflüsse von 1,25-Dihydrocholecalciferol auf den Organismus. (Aus Caprio et al. 2017, Vitamin D: not just the bone. Evidence for beneficial pleiotropic extraskeletal effects. Journal of Eating and Weight Disorders. Springer, mit freundlicher Genehmigung)

eine Steigerung des Vitamin D wird als symptomatische Therapie eingesetzt.

Die **Osteomalazie** ist das Äquivalent der Rachitis bei Erwachsenen, meist sekundären Ursprungs. So können Fettresorptionsstörungen wie bei zystischer Fibrose oder Morbus Crohn zu einer Malabsorption führen. Auch manche Medikamente können einen negativen Einfluss nehmen. Es finden sich Symptome wie bei der Rachitis. Abgrenzend zur Osteoporose bleibt die Knochengrundstruktur erhalten, er wird lediglich **demineralisiert** (erweicht).

Auch ein langfristiger Aufenthalt in nördlichen Breitengraden ohne zusätzliche Änderung der Nahrungsquellen oder künstlicher Vitamin-D-Zufuhr kann zu Mangelerscheinungen führen. Im Winter kann bereits im norddeutschen Raum nicht mehr genügen UV-B-Strahlung aufgenommen werden und temporäre Mangelzustände auslösen.

■ **Hypervitaminose**

Eine isolierte Überdosierung von Vitamin D führt durch die entstehende Hypercalcämie zu Calciumablagerungen in Geweben, Herzrhythmusstörungen sowie Nierenschädigungen mit Polydypsie und -urie bei dem Versuch, das überschüssige Calcium zu eliminieren. Es können auch Muskelschwäche und übermäßige Gewichtsverluste auftreten.

6.1.3 Vitamin E

❯ Vitamin E ist Sammelbegriff für die Tocopherole α, β, γ und δ sowie die Tocotrienole.

Aufgebaut sind sie aus einem aromatischen Ring mit einer Isoprenoidkette. Ihre Aufgabe ist es, die Umwandlung von freien Radikalen, hauptsächlich durch Superoxidanionen entstandene Lipidradikale, zu reduzieren. Man spricht deswegen von einem **Antioxidans**. Neuronale und neuromuskuläre Effekte bestehen auch, jedoch ist bis heute wenig zur genauen Funktion be-

kannt. Es kommt ausschließlich in Pflanzen und synthetisiert von einigen Bakterien vor. Das mit über 90 % im Körper vertretene α-Tocopherol findet sich viel in Oliven, Sonnenblumenkernen und entsprechend deren Ölen.

Das α-Tocopherol-Transferprotein ermöglicht es, die VLDL (Very low density lipoprotein) zu beladen und das Vitamin in die Peripherie zu bringen. In die Zellen gelangt es entsprechend über die LDL(Low density lipoprotein)- oder Scavenger-Rezeptoren (Klasse B1).

❯ In den Zellen hat α-Tocopherol als lipophiles Molekül die Möglichkeit, Membranbestandteile, die radikalisiert wurden, wieder zu reduzieren. Damit wird die schädliche Kettenreaktion durchbrochen und ein Schaden an den Membranen verhindert.

Das Vitamin E nimmt das Radikal dabei selbst auf, wird also oxidiert. Damit wäre es unbrauchbar, gäbe es nicht noch Vitamin C. Dieses kann wiederum eine Reduktion von α-Tocopherol ermöglichen. Das Vitamin E steht für das nächste Lipidperoxylradikal zur Verfügung (◘ Abb. 6.3). Was mit dem Vitamin C geschieht, wird in ▶ Abschn. 6.2.9 erklärt.

> **Denkstütze**
>
> Radikale sind hochreaktive, weil ungepaarte, Elektronen. Sie entstehen bei homolytischen Teilungen. Diese werden nach Kräften in der Natur und so auch im menschlichen Organismus vermieden. Besonders sogenannte ROS („reactive oxygen species") sind schädlich für jede Struktur, ob Protein, DNA oder Membran. Einen so ausgelösten Zelluntergang nennt man oxidativen Stress. Das macht sich der Körper aber auch kontrolliert zunutze; um Bakterien zu bekämpfen, synthetisiert er bewusst Superoxidanionen.

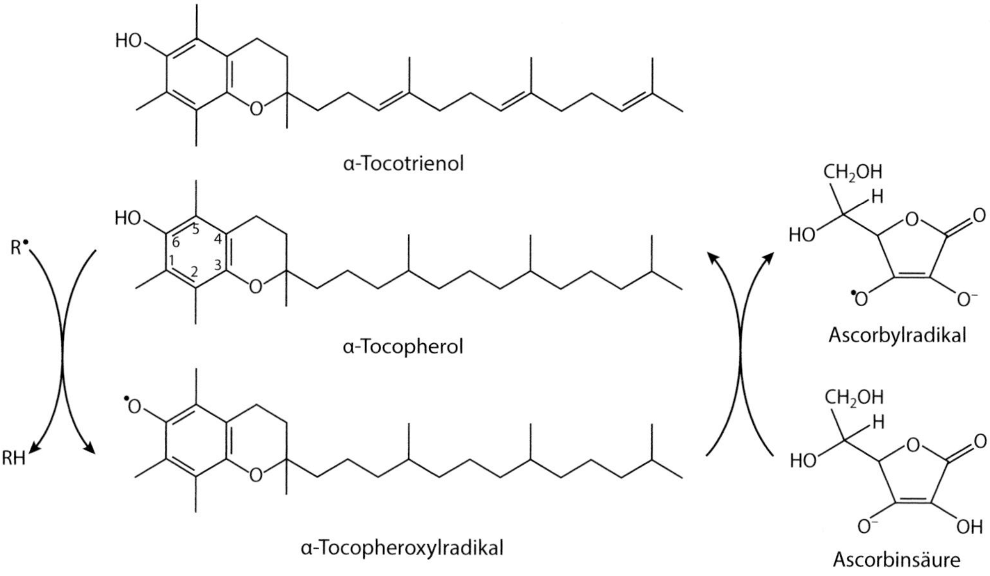

Abb. 6.3 Tocopherole und Tocotrienole unterscheiden sich in ihrer Isoprenoidkette. Einerseits haben die Trienole Doppelbindungen, andererseits variieren die Methyl- und Hydroxygruppen am aromatischen Ring. Alle dienen als Radikalfänger

■ **Hypovitaminose**

Isolierte Mängel treten nur bei einem Gendefekt auf, die das α-Tocopherol-Transferprotein betreffen. Dadurch entstehen progrediente Neuropathien der Extremitäten, die mit Ataxie, Tremor und Muskelschwäche einhergehen. Auch eine geistige Retardierung, hämolytische Anämien oder Thrombozytosen können auftreten. Kombinierte Mangelerscheinungen finden sich bei allen Fettresorptionsstörungen.

■ **Hypervitaminose**

Toxisch hohe Dosen von Vitamin E sind nicht bekannt, was sich auf eine kürzlich entdeckte Induktion von CYP3A4 zurückführen lässt, die vermutlich überschüssiges α-Tocopherol eliminiert.

6.1.4 Vitamin K

Das wohl bekannteste fettlösliche Vitamin findet sich in so vielen Lebensmitteln, dass ein auf natürliche Weise entstehender Mangel praktisch nicht auftreten kann. Allerdings gibt es heute einige Medikamente, die eben dieses Vitamin K in seiner Funktion hemmen und so zu einem künstlich funktionalen Mangel führen. Die **Vitamin-K-Antagonisten** werden als **Antikoagulanzien** zur langfristigen Therapie bei Risiko von oder nach thrombotischen Ereignissen verwendet. Ihre Dosierung ist jedoch nicht ganz leicht, weswegen die neuen oralen Antikoagulanzien (NOAKs) derzeit den Markt erobern. Mehr Informationen dazu gibt es in jedem pharmakologischen Buch.

Vitamin K, genauer **Phyllochinon** (aus grünblättrigen Pflanzen) oder **Menachinon** (von Bakterien), trägt also eine entscheidende Rolle in der Gerinnung. Wesentlich unbekannter ist sein Einfluss auf die Knochenmatrix.

Aufgenommen wird der **Naphtochinonring** mit seiner variablen Seitenkette über die Mizellen mitsamt den anderen Lipiden. Die menschlichen Darmbakterien können zwar ebenfalls Menachinon bilden, sitzen aber im

Kolon und können somit nicht mehr zum körpereigenen Bedarf beitragen.

❯ In der Leber nimmt es seine Tätigkeit auf.

❯ Die VKD(Vitamin K dependent)-Proteine oder GLA(γ-carboxyglutamic acid)-Proteine werden im rauen ER posttranslational modifiziert.

— Sie werden γ-carboxyliert, was sie negativer auflädt.
— Als Cofaktor für die Carboxylase wird Vitamin-K-Hydrochinon deprotoniert und direkt darauf unter Sauerstoffverbrauch zum Alkoxid.
— Dieses kann seine überschüssige und entsprechend reaktive OH-Gruppe unter Hinzunahme eines Hydronium-Ions des zu carboxylierenden Proteins abgeben. Wasser entsteht und das Protein verbleibt mit einem freien Elektron.
— Durch die Carboxylase besetzt Kohlendioxid die Lücke.
— Das übrige Vitamin-K-Epoxid muss durch die Vitamin-K-Oxidoreduktase für den nächsten Zyklus regeneriert werden.
— Dazu wird es erst zum Chinon oxidiert und nachträglich zum Hydrochinon reduziert. Das Enzym nutzt dazu zwei Schwefelgruppen, die eine Disulfidbrücke ausbilden und wieder lösen (◻ Abb. 6.4).

▪ Hypovitaminose

Wie erwähnt treten isolierte Vitamin-K-Mängel eigentlich nicht mehr auf. Ist die Fettresorption gestört, kommt es zu kombinierten Vitaminmangelerscheinungen. Neugeborene können allerdings eine Vitamin-K-Mangelblutung entwickeln, vor allem wenn sie Frühchen sind. Deswegen verabreicht man schon seit den 1960ern prophylaktisch Vitamin K i.m. Nach sich nicht bestätigten Studien in den 1990er-Jahren, die einen Zusammenhang zwischen der i.m. Gabe und Krebserkrankungen bei Kindern sahen, entwickelte man auch orale Prophylaxeschemata. Heutzutage ist beides gängig, wobei die i.m. Gabe vermutlich einen kleinen Vorteil hat, weil sie schneller anschlägt und länger vorhält. Symptomatisch treten Hämorrhagien auf, die nur durch Vitamin-K-Substitution therapiert werden können.

❯ Medikamentös gehemmte Funktionen des Vitamin K führen langfristig zu Osteoporose, weil Osteocalcin gehemmt bzw. nicht aktiviert wird, was wiederum zu einem vermehrten Abbau von Knochenmatrix führt. Dieser Abbau erfolgt durch die Osteoklasten, die dem Vitamin D genau entgegenwirken.

▪ Hypervitaminose

Gegenteilig verursacht ein Überschuss an Vitamin K keine Beschwerden, selbst mehrere hundert Dosen über dem Bedarf sind nicht toxisch.

❯ Patienten, die mit Vitamin-K-Antagonisten antikoaguliert werden, können sehr wohl überdosieren.

Das passiert vor allem oft, wenn bestimmte Gemüse mit hohem Vitamin-K-Gehalt Hochkonjunktur haben. Der Klassiker wäre in Deutschland die Grünkohlzeit. Allgemein haben Kohlsorten einen hohen Gehalt, genauso wie Spinat. Aber auch Spargel kann zu einer funktionellen Hypervitaminose führen, denn wenn es auch nicht so viel Vitamin K enthält, so wird es in seiner Saison doch in überdurchschnittlich hohen Mengen konsumiert. Die Wechselwirkungen zwischen den Medikamenten und der Vitaminzufuhr müssen dann durch engmaschige Blutwertkontrollen möglichst optimal gesteuert werden. Eigentlich sollten Patienten mög-

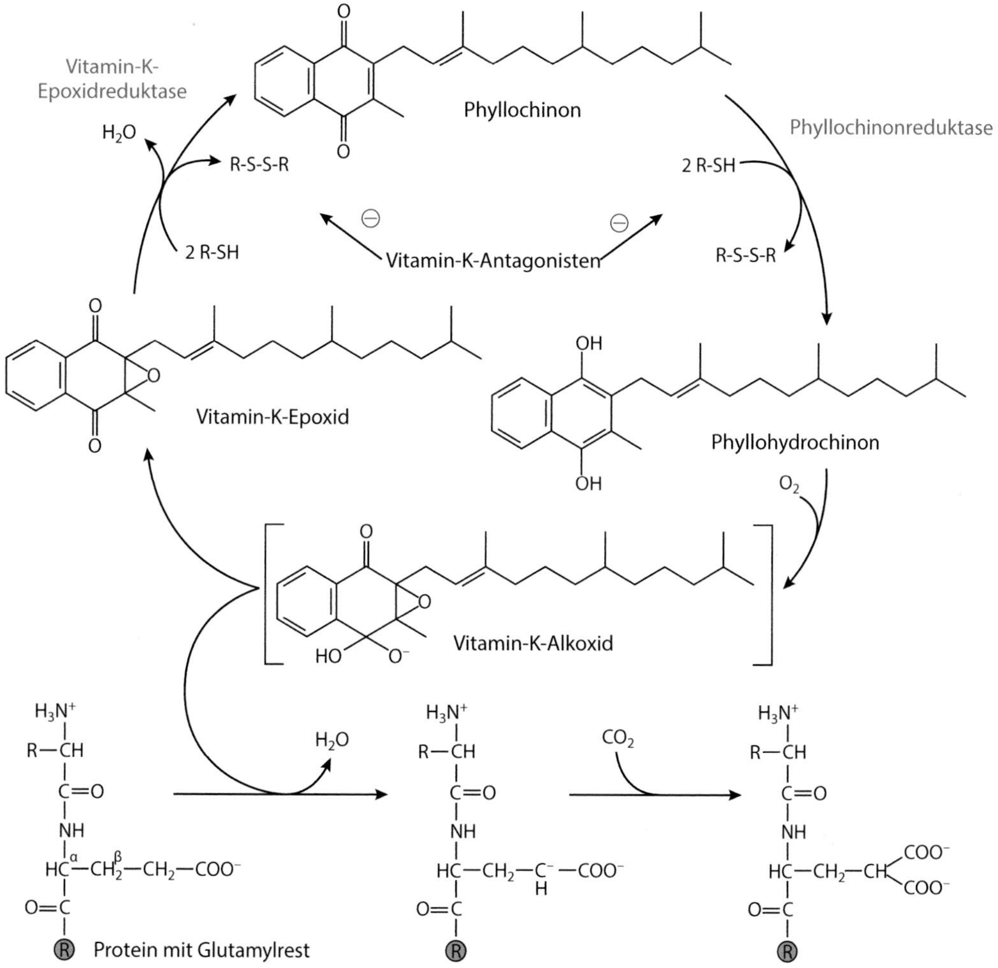

Abb. 6.4 Vitamin-K-abhängige Carboxylierung eines Proteins. In der Regel liegt es als Phyllochinon vor und wird dann reduziert. Nach der Carboxylierung kann es wieder regeneriert werden

lichst ganz auf Lebensmittel mit hohem Vitamin-K-Anteil verzichten. Die **INR, International Normalized Ratio**, ist der wichtigste Parameter.

> Er macht Aussagen über das extrinsische Gerinnungssystem, ist damit also hilfreich, um die Aktivität der VKD-Gerinnungsfaktoren IX, X, VII und II zu bestimmen. Protein C und S als VKD-Gerinnungsgegenspieler können nicht abgebildet werden, das ist i. d. R. auch selten nötig.

6.2 Wasserlösliche Vitamine

Die wasserlöslichen Vitamine sind die B-Vitamine und Vitamin C. Letzteres trägt seinen chemischen Namen aufgrund der Krankheit, die es früher vor allem bei Seefahrern ausgelöst hat: **Skorbut.**

> Ascorbin soll so viel bedeuten wie Anti-Skorbut.

Vitamin C heißt es, weil es damals als eines der letzten noch vollkommen unbekannt war und als unbekannte Variable statt dem klassischen X ein C erhielt. Entdecker waren Szent-Györgyi und Haworth.

❯ Die B-Vitamine eint nichts in ihrer Struktur abgesehen von ihrem Löslichkeitsverhalten.

Auch ihre Aufnahme ist so unterschiedlich, dass sie in den einzelnen Abschnitten abgehandelt wird.

❯ Durch die fehlende Möglichkeit der Speicherung und ihre leichte Ausscheidung kommt es allerdings typischerweise bei keinem von ihnen zu Hypervitaminosen und umso schneller zu Hypovitaminosen.

6.2.1 Vitamin B$_1$

Thiamin ist ein **Pyrimidin**, hat ansonsten aber nichts mit seinen Strukturverwandten Thymin und Cytosin zu tun.

❯ Es trägt außerdem einen Thiazolring, der für die eigentliche Reaktivität des Stoffs verantwortlich ist.

Aufgenommen über beinahe jegliche Art von Nahrungsmittel, muss die Darmmukosa erst einen Pyrophosphatrest davon abspalten. Die Pyrophosphatasen ermöglichen dann eine sekundär aktive, ph-abhängige Resorption. Von den Mukosazellen wird sowohl Thiamin als auch wiederphosphoryliertes Thiamin (Thiaminpyrophosphat, TPP) ins Blut abgegeben. Mit 90 % wird der weitaus größte Teil in den Erythrozyten transportiert. Zwar kann das Vitamin als wasserlöslicher Stoff auch frei im Blut vorkommen, dies kommt aber eher bei einem Überschuss vor. Dann wird dieser Überschuss umso schneller renal und biliär ausgeschieden.

❯ Die Aufgaben des TPP sind die oxidative Decarboxylierung zusammen mit weiteren Coenzymen (Coenzym A, FAD, Liponamid und NAD$^+$) und coenzymatische Unterstützung der Transketolase.

- Die C-N-Doppelbindung des Thiazolrings ermöglicht eine temporäre Bindung der zu modifizierenden Kohlenstoffverbindung (Glucoseabkömmlinge) im Bereich der vorhandenen **Ketogruppe**. Dabei erfolgt eine Abspaltung des nahegelegenen Carbonsäurerests in Form von Kohlendioxid (1.1, 1.2, 1.3, 1.4).
- Bei der Transketolase-Reaktion wird kein CO$_2$ abgespalten, sondern Reaktionspartner 1 wird um zwei C-Atome kürzer und Reaktionspartner 2 um genau diese zwei C-Atome länger (2.1, 2.2, 2.3, 2.4) (◘ Abb. 6.5).

■ **Hypovitaminose**

Als erstes aller Vitamine wurde Thiamin entdeckt, als ein Arzt der **Beri-Beri-Krankheit** ähnliche Symptome bei Hühnern feststellte, die polierten statt unbehandelten Reis erhalten hatten. Die Beri-Beri-Krankheit aus Asien gleicht dem **Wernicke-Korsakow-Syndrom**, welches oft (aber nicht nur) bei Alkoholikern durch Mangelernährung auftritt. Es ist gekennzeichnet durch neurologische Ausfälle. Während letzteres Syndrom innerhalb von 2 Wochen auftreten kann (dann sind etwa 50 % der Reserven verbraucht) und im frühen Stadium reversibel ist, entwickelt Beri-Beri sich eher langsam. Grund für die schnellere Symptomatik ist eine zusätzliche Hemmung des Transporters in der Mukosa durch den Alkohol.

❯ Einzig wirksame Therapie beider Erkrankungen ist die Substitution.

Symptome sind Apathie, Übelkeit, Polyneuropathien und kardiovaskuläre Schäden

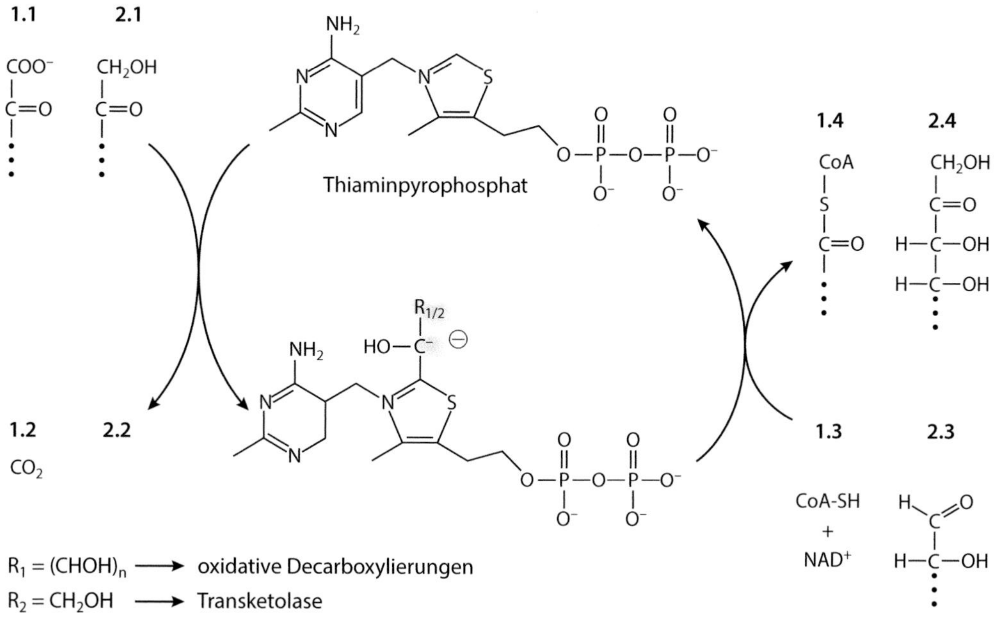

1.1 **2.1**

COO^- CH_2OH

$C=O$ $C=O$

$\vdots$ $\vdots$

Thiaminpyrophosphat

1.4 **2.4**

CoA CH_2OH

S $C=O$

$C=O$ $H-C-OH$

$\vdots$ $H-C-OH$

$\vdots$

1.2 **2.2**

CO_2

1.3 **2.3**

CoA-SH $H-C\overset{O}{\diagup}$

+

NAD^+ $H-C-OH$

$\vdots$

$R_1 = (CHOH)_n \longrightarrow$ oxidative Decarboxylierungen

$R_2 = CH_2OH \longrightarrow$ Transketolase

◻ **Abb. 6.5** Übertragung von Kohlenstoffverbindungen. Die temporäre Bindung vor der Übertragung bzw. Veresterung mit CoA erfolgt über die Ketogruppe des Reaktionspartners und das C-Atom zwischen Stickstoff und Schwefel

(Ödeme). Fortgeschritten findet sich eine zunehmende Verwirrtheit und Somnolenz, weswegen man auch von der Wernicke-Korsakow-Enzephalopathie oder -Psychose spricht.

6.2.2 Vitamin B₂

Riboflavin sollte in seiner Struktur bekannt erscheinen, es ist Baustein von FMN und FAD. Seine Aufgaben erschließen sich daraus, denn die beiden Flavoproteine sind für die Übertragung von H^+ in den Energiestoffwechseln notwendig. Besonderheit des Vitamins ist seine gelbe Farbe, die auch in Lebensmitteln als Farbstoff verwendet wird. Der **Isoalloxazolring** mit dem zentral angehängten **Ribitol** ist in den meisten Gemüsesorten und tierischen Produkten vorhanden. Außerdem ist es lichtempfindlich, weswegen vor allem Neugeborene mit phototherapeutisch behandeltem Ikterus einen Mangel ausbilden können.

Über die Nahrung zugeführtes FMN und FAD werden durch (Pyro-)Phosphatasen zu Riboflavin abgebaut und dann über ph-abhängige Transporter aufgenommen. In den Mukosazellen kann bereits erstes FMN durch die Riboflavinkinase gebildet werden, was es lichtresistenter macht. Der Großteil wird nach dem Transport in die Leber zu FMN und nach Bedarf weiter zu FAD durch die FAD-Synthase metabolisiert.

❯ Die Funktionalität der Flavoproteine liegt in den Stickstoffatomen 1 und 5, die reduziert werden können (◻ Abb. 6.6).

▪ **Hypovitaminose**

Die Symptome sind unspezifisch, wenn auch heute ein deutlich höheres Bewusstsein für

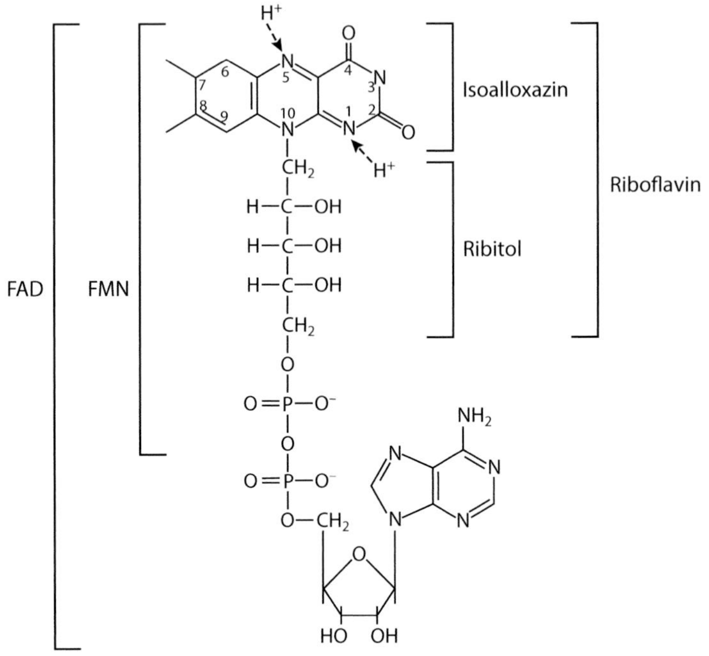

Abb. 6.6   Riboflavin ist die Grundlage der Coenzyme FMN und FAD

die Kombination und seine Bedeutung besteht. Es treten Risse der Mundwinkel (Stomatitis angularis), Glossitis, seborrhoische Dermatitis, Anämie, Linsentrübung und Störungen des Energiestoffwechsels, insbesondere bei fettreicher Nahrung, auf. Eine Therapie erfolgt wiederum durch Substitution, i. d. R. reicht eine ausgewogene Ernährung. Bei Reinpräparaten muss die dunkle Aufbewahrung beachtet werde, damit kein Wirkverlust auftritt.

6.2.3   Vitamin B₃

Der ehemalige PP-Faktor (Pelllagra-preventing factor) heißt heute allgemein Niacin. Darunter zusammengefasst sind die **Nikotinsäure**, das **Nikotinsäureamid** und **Nikotinamid-Adenin-Dinukleotid (NAD)** bzw. **Nikotinamid-Adenin-Dinukleotid-Phosphat (NADP)**. Prinzipiell kann auch Niacin vom Körper selbst über die essenzielle Aminosäure Tryptophan hergestellt

werden. Allerdings ist dies aufwendig, weswegen der Bedarf auch durch externe Quellen gedeckt werden muss. Sowohl Pflanzen als auch tierische Produkte beinhalten Derivate. In Pflanzen jedoch kommen gebundene Formen vor, die im Gastrointestinaltrakt schwer herausgelöst werden können.

❯ Eine Aufnahme erfolgt bereits im Magen als freie Nikotinsäure.
  — In der Leber wird es dann durch Bindung eines Phosphoribosylpyrophosphats (PRPP) zu Nikotinsäuremononukleotid metabolisiert (3).
  — Die Adenylyltransferase nutzt ein ATP, um Nikotinsäureadenindinukleotid zu bilden (4).
  — Dieses wird in einem letzten Schritt durch die NAD-Synthetase zum aktiven Coenzym phosphoryliert (5). Zeitgleich steuert Glutamin einen Amidrest bei, wodurch aus der Nikotinsäure Nikotinamid wird und

Glutamat übrigbleibt, gleich einer Transferase (■ Abb. 6.7).

Muss der Körper das Coenzym selbst herstellen, so sind diesen finalen Reaktionen einige weitere vorgeschaltet. Sie sind die ersten fünf Reaktionen des Tryptophanabbaus zu Pyruvat und Acetyl-CoA (▶ Abschn. „Tryptophan").

– Für den letzten Schritt vor der schon erläuterten Phosphoribosylierung ist kein Enzym nötig (1).

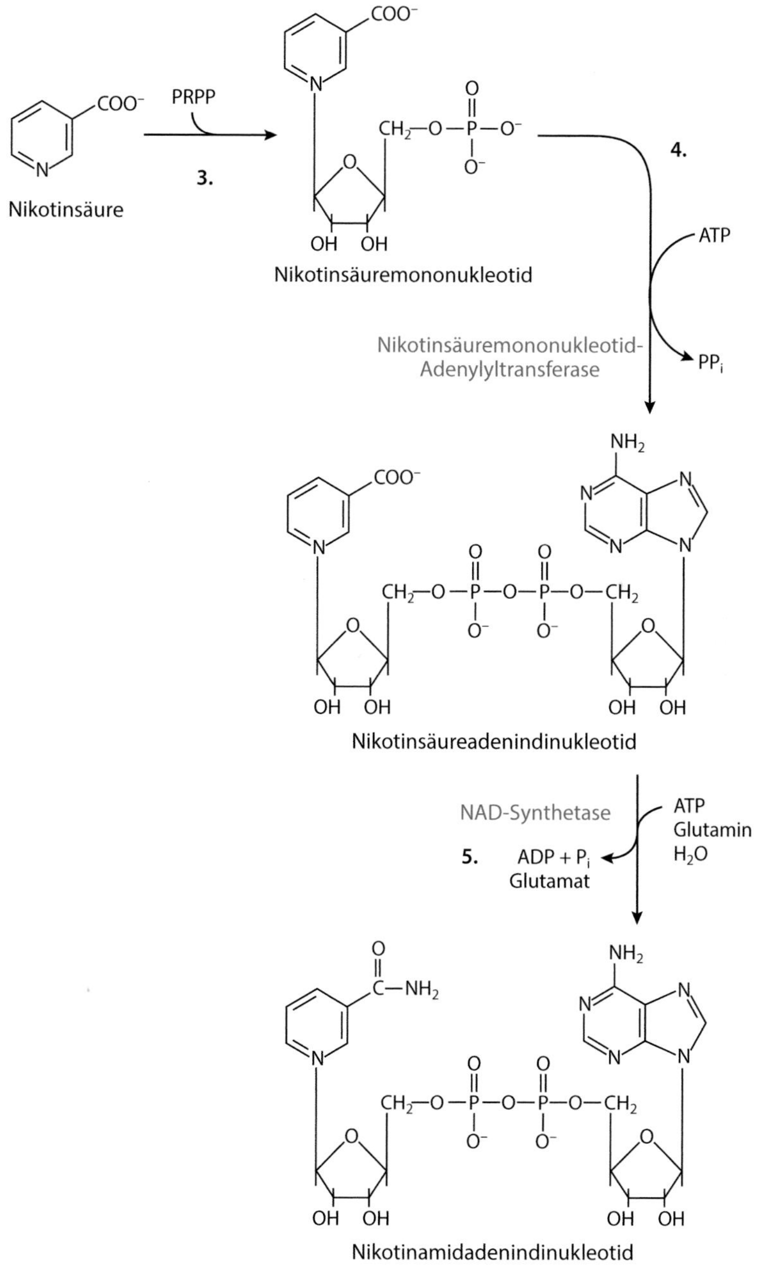

■ **Abb. 6.7** Von der aufgenommenen freien Nikotinsäure zum NAD sind es nur drei Reaktionen

❯ Das instabile Zwischenprodukt Amino-carboxymuconatsemialdehyd formt sich spontan zu Chinolinsäure um, wenn der Bedarf besteht.

— Dabei wird Wasser abgespalten.
— Chinolinsäure muss lediglich seine über-schüssige Carboxygruppe auslösen,

wenn es mit **PRPP** reagiert und wird so ebenfalls zu Nikotinsäuremononukleotid (2) (◻ Abb. 6.8).

Zusammenfassend findet sich kaum freies Nikotinamid im Körper, wenngleich es auch möglich ist, dieses aus dem fertigen NAD zu isolieren. Der Bedarf ist jedoch direkt ge-

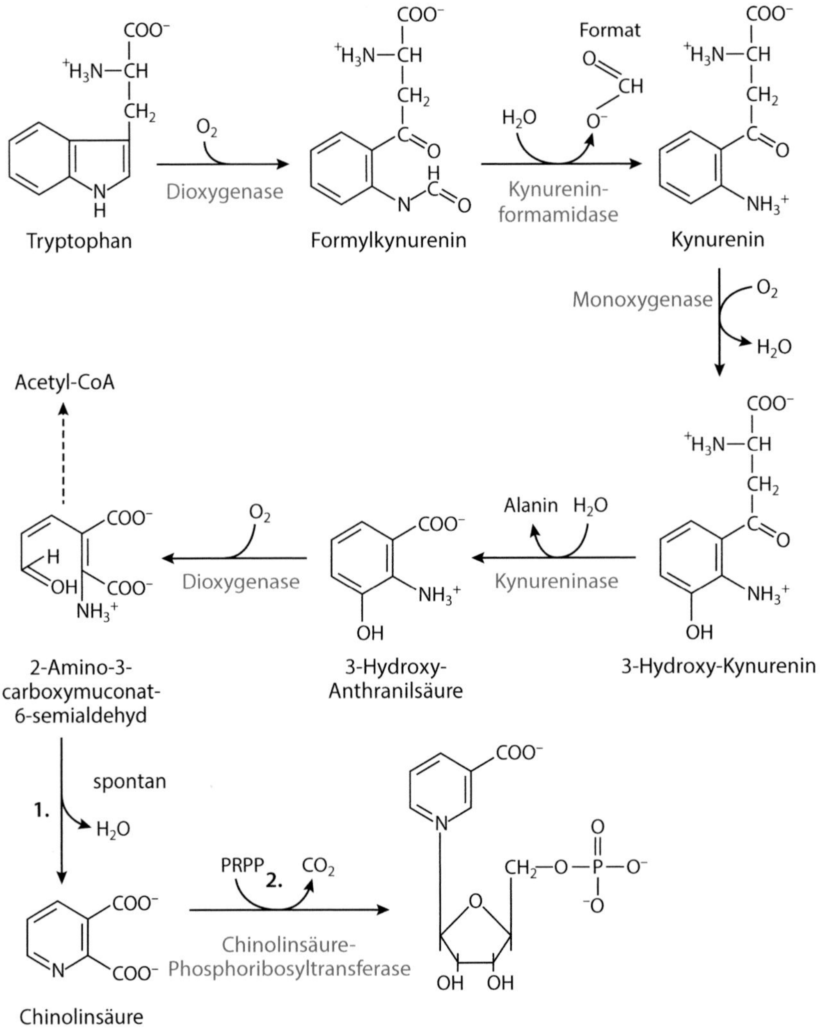

◻ **Abb. 6.8** Synthese von NAD aus Tryptophan. Die ersten fünf Reaktionen gehören zum Tryptophanabbau

koppelt mit den Coenzymen und durch die Nahrung aufgenommenes Nikotinamid muss erst in Nikotinsäure umgewandelt werden, damit es aufgenommen werden kann.

Dass **NAD(P)** unverzichtbar ist, fällt beim Lesen eines jeden Stoffwechselweges auf.

❯ Sie sind universelle Redoxpartner und übertragen oder nehmen als diese Hydrid-Ionen am Pyridinring des Niacins auf.

▪ **Hypovitaminose**

Die **Pellagr**a zeichnet sich durch eine Trias aus (Photo-)Dermatitis, Diarrhö und Demenz aus. Klassisches Erkennungsmerkmal sind der dermatitische Casal-Kragen und eine Glossitis. In Regionen, in denen die Hauptnahrungsquelle Mais ist, tritt die Pellagra auch heute noch auf. Wird der Mais jedoch mit Kalkwasser gewaschen, ist das enthaltene Niacin für den menschlichen Körper wieder nutzbar. Zudem wird der Mangel lange durch die Synthese über Tryptophan kompensiert. Eine proteinarme Ernährung, wie in Entwicklungsgebieten üblich, verschärft das Krankheitsbild.

Das **Hartnup-Syndrom** ist eine weitere Niacinmangelerkrankung, ausgelöst durch eine spezifische Resorptionsstörung. Neutrale Aminosäuren können nicht mehr aufgenommen werden. Die essenziellen Aminosäuren bilden so ein konkretes Bild der Mangelerscheinungen aus (Isoleucin, Leucin, Phenylalanin, Threonin, Tryptophan und Valin). Es kommt zu pellagra-ähnlichen Hauterscheinungen, neurologischen Defiziten der Motorik und ggf. psychischen Auffälligkeiten von Angststörungen bis zu Halluzinationen. Wie ausgeprägt das Bild ist, hängt wie bei den meisten genetischen Erkrankungen davon ab, wie groß der funktionale Defekt ist. Der natriumabhängige, chloridunabhängige Transporter der neutralen Aminosäuren ist manchmal nur vermindert exprimiert, ein anderes Mal fehlt er komplett. Symptome können im frühen Kindesalter, aber auch erst im Erwachsenenalter auftreten.

Wichtigste Therapie ist bei beiden der Ausgleich der Hypovitaminose mittels hochdosierten Niacins i.v. Beim Hartnup-Syndrom kann auch ein Ausgleich der anderen essenziellen Aminosäuren vonnöten sein.

6.2.4 Vitamin B$_5$

Theoretisch wäre der menschliche Organismus auch in der Lage, dieses Vitamin zu bilden. Allerdings fehlt ihm die zentrale Fähigkeit, die einzelnen Bausteine zu verbinden. Nur Pflanzen und Bakterien können **Pantothensäure** synthetisieren. In tierischen Lebensmitteln findet sich jedoch viel davon in Form von Coenzym A. Sein Name verrät bereits, welche Aufgabe es hat.

❯ Im Gastrointestinaltrakt kann nur Pantothensäure oder sein Strukturnachfolger Panthetein resorbiert werden.

Panthenolsalben enthalten ein Derivat, welches lokal (auf der Haut) auch zu Pantothensäure und letztlich Coenzym A metabolisiert wird. Dabei kommen eher allgemein positive Wirkungen des Hautbildes, wie z. B. eine bessere Wundheilung zustande. Die speziellen Wirkungen von Coenzym A können kaum auf bestimmte Stoffwechsel begrenzt werden, was sich auch in der Mannigfaltigkeit der Symptome bei Mangel niederschlägt.

Hat der Körper Pantothensäure aufgenommen, wird es direkt in die Zellen mit Bedarf verbracht und dort zu Coenzym A umgesetzt. Die Aufnahme aus dem Plasma erfolgt durch einen Natriumsymport.

▬ In den Zellen phosphoryliert es die Pantothenat-Kinase.

— Die 4-Phosphopantothensäure wird unter ATP-Verbrauch mit Cystein verbunden und danach decarboxyliert. Das entstandene 4-Phosphopantethein benötigt noch ein daran gebundenes ATP. Dies erfolgt in den letzten 2 Schritten.

— Erst wird von einem ATP nur das AMP an den Phosphatrest des 4-Phosphopantethein gebunden.

— Der fehlende Phosphatrest wird durch die Dephospho-Coenzym-A-Kinase mit einem weiteren ATP angehängt.

❯ Coenzym A besteht aus ATP und Pantethein, welches wiederum aus Cysteamin und Pantothensäure zusammengesetzt ist.

All diese Teile kann der menschliche Organismus zusammenbauen. Aber aus β-Alanin und Pantoinsäure Pantothensäure zu synthetisieren, muss anderen Organismen überlassen werden (◨ Abb. 6.9).

Coenzym A prägt sich vor allem ein als aktivierendes Coenzym für Fettsäuren. Wird es mit jenen verestert, so erhalten die Fettsäuren eine hohe energetische Bindung, die wiederum für andere Reaktionen genutzt werden kann. Das kleinste und häufigste Molekül ist dabei Acetyl-CoA, welches den gemeinsamen Dreh- und Wendepunkt des Energiestoffwechsels darstellt, bevor es z. B. in den Citratzyklus eingeht. Auch bei der Hämbiosynthese, der Proteinfunktionalität und der Genregulation ist Coenzym A unabdingbar.

▪ Hypovitaminose

Ein Mangel von Pantothensäure führt zum **Burning-Feet-Syndrom**, welches zum ersten Mal im 2. Weltkrieg beschrieben wurde. Der Name beschreibt es bereits, Patienten leiden unter einem brennenden Gefühl in den Füßen und ggf. weiteren Parästhesien an den unteren Extremitäten. Außerdem kommt es ggf. zu Anämien, Immunsuppression und Erschöpfungssymptomen. Meist tritt der Mangel zusammen mit anderen Mangel-erscheinungen auf, durch Resorptionsstörungen oder allgemeine Mangelernährung. Eine Substitution wird meist oral hochdosiert durchgeführt, denn wie bei den anderen B-Vitaminen kann eine Überdosierung nicht auftreten.

6.2.5 Vitamin B$_6$

❯ Pyridoxin, genauer sein Alkohol, sein Amin und sein Aldehyd, bilden eine chemische Stoffgruppe, die Grundlage des Coenzyms Pyridoxalphosphat (PALP) sind.

Es kommt in beinahe allen Lebensmitteln vor, ist aber besonders gut zugänglich in tierischen Produkten, weil es dort kaum an Proteine oder Zucker gebunden vorkommt. Die intestinale Aufnahme erfolgt passiv in die Enterozyten, wo bereits eine Modifikation stattfindet.

— Die Pyridoxalkinase phosphoryliert jeweils das C-Atom, welches vom 5. C-Atom des Pyridinrings abgeht, unter zu Hilfenahme von Zink.

❯ PALP ist das eigentlich aktive Coenzym und PAMP (Pyridoxaminphosphat) das Endprodukt nach der Reaktion.

— Pyridoxalphosphat kann durch FMN-abhängige Oxidierung in PALP überführt werden. Durch die Phosphorylierung kann das Vitamin den menschlichen Organismus vorerst nicht mehr verlassen (◨ Abb. 6.10).

Die Hauptaufgabe des PALP liegt in Reaktionen des Aminosäurestoffwechsels vor allem **Transaminierungen** und **Decarboxylierungen** zu biogenen Aminen. Damit hat es einen maßgeblichen Einfluss auf die neuronale Übertragung, das Immunsystem und die Erythrozytenfunktion, denn es ist essenziell für die Hämsynthese (◨ Abb. 6.11).

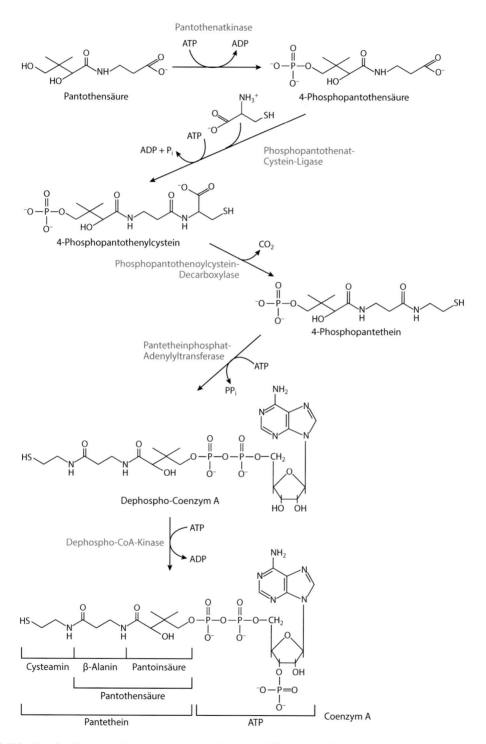

◻ Abb. 6.9 Synthese von Coenzym A aus Pantothensäure. Wird Pantethein aufgenommen, kann es ebenfalls phosphoryliert und in zwei Schritten mit ATP verbunden werden

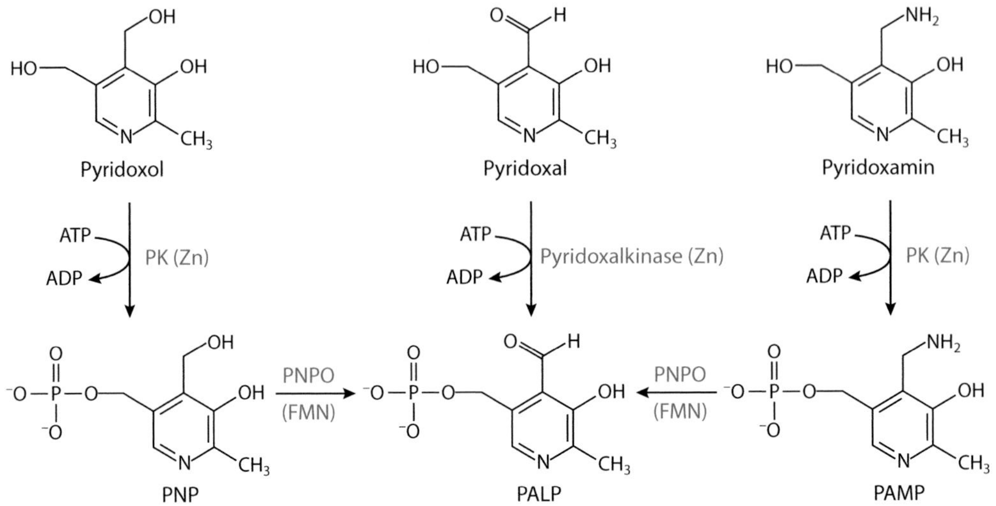

Abb. 6.10 Die Formen des Vitamin B$_6$. Die Pyridoxin- bzw. Pyridoxamin-Phosphat-Oxidase (PNPO) überführt die beiden inaktiven Coenzyme in PALP unter Nutzung von FMN

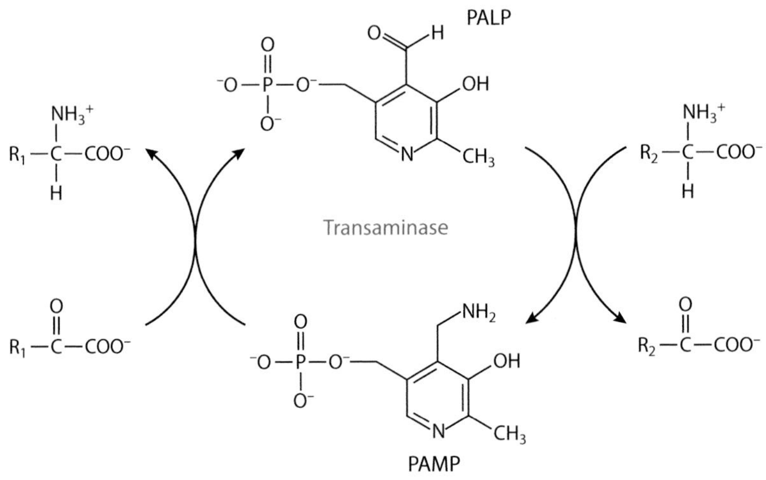

Abb. 6.11 Die PALP-abhängige Transaminierung hat immer zwei Reaktionspartner: eine Aminosäure, die desaminiert wird, und eine Ketosäure, die aminiert wird

■ Hypovitaminose

Mängel können isoliert durch die Einnahme bestimmter Medikamente, die die Verfügbarkeit des Vitamin B$_6$ beeinträchtigen, auftreten. Tuberkulostatika sind dafür am bekanntesten. Aber auch Antihypertensiva und Kontrazeptiva haben einen negativen Effekt auf den Pyridoxin-Haushalt. Beschwerden rangieren von Neuropathien und

Krampfanfällen (besonders im Kindesalter) über hypochrome, mikrozytäre Anämien bis hin zu Ekzemen. Mangelernährte Kinder leiden auch unter Wachstums- und Entwicklungsstörungen. Bei ihnen kann die Versorgung durch genetische Prädispositionen oder regelmäßig zu hoch erhitzte Flaschenmilch auftreten, denn die tierischen Pyridoxine sind nicht besonders hitzestabil. 10- bis 100-fach höhere Dosen als normal werden dann empfohlen.

❯ Vor allem bei bestimmten Epilepsieformen scheint die Substitution einen positiven Effekt auf Anfallshäufigkeit und Intensität zu haben. Das begründet sich aus der PALP-abhängigen Synthese des wichtigsten dämpfenden Neurotransmitters GABA (γ-Aminobuttersäure).

6.2.6 Vitamin B₇

❯ Das Hautvitamin (früher deswegen Vitamin H) wird heute Biotin genannt. Sein Gerüst setzt sich aus Valeriansäure (C_4H_9COOH), einem Tetrahydrothiophenring und einem Imidazolidinring zusammen.

Letzterer wiederum beinhaltet die Struktur des Harnstoffs. Es wird von vielen Pflanzen und Bakterien synthetisiert und liegt dann gebunden an der ε-Aminogruppe eines Lysins vor. Entsprechend wird es im Prozess der enteralen Proteolyse freigesetzt. Die Enterozyten besitzen an ihrer apikalen Membran sekundär aktive **Biotin-Natrium-Komplex-Carrier**, die gesättigt werden können. Auch in die Blutbahn und an den Zielzellen vermutet man einen ähnlichen Transportprozess.

❯ Wirksam wird das Coenzym erst, wenn es wieder kovalent an ein Protein gebunden ist. Die dafür nötige Reaktion ist ATP-abhängig.

Die Funktion des Biotins besteht in der Bereitstellung von **Carboxylgruppen**, sodass Intermediate des Energiestoffwechsels, wie z. B. Acetyl-CoA (zu Malonyl-CoA) oder Pyruvat (zu Oxalacetat), um ein C-Atom verlängert werden. Damit ist es ubiquitär vonnöten. Gerade Feten und Heranwachsende haben einen großen Bedarf daran (◻ Abb. 6.12).

■ **Hypovitaminose**

Der Biotinantagonist (Komplexbildung mit vier Biotinen) **Avidin** befindet sich in rohen Eiern und kann zu einem funktionalen Mangel führen. Leitsymptom sind die schuppigen Hautveränderungen. Bereits ein einwöchiger ausgeprägter Mangel kann symptomatisch werden. Auch Neuropathien und Azidosen treten auf. Bei langfristigen Mängeln kommt es zu pathologischem Haarausfall.

6.2.7 Vitamin B₉

Dieses Coenzym verdankt seine Bekanntheit den Menschen, die einen erhöhten Bedarf haben, und seinen klassischen Auswirkungen auf das Blut.

❯ Folsäure wird standardmäßig in der Schwangerschaft substituiert, denn es hat eindeutig positive Effekte auf die früheste neuronale Entwicklung des Embryos (Verminderung von Neuralrohrdefekten). Außerdem ist es zusammen mit Vitamin B₁₂ am Prozess der Hämatopoese beteiligt.

Folsäure oder in aktiver Form Tetrahydrofolsäure kommt in großen Mengen in grünen Gemüsen vor. Die natürliche Form des Vitamins unterscheidet sich leicht von dem synthetischen Gerüst der Folsäure, ihre Funktion bleibt jedoch die gleiche, sobald sie im Darm richtig umgesetzt wurden.

❯ Aufgebaut ist es aus einem Glutamat, das über eine para-Aminobenzoesäure mit Pteridin, einem zweifachen Sechserring, verbunden ist (◻ Abb. 6.13).

Die natürlichen Folate kommen als Polyglutamate vor und müssen als solche in Monoglutamate hydrolysiert werden. Dies ist für die γ-Glutamyl-Carboxypeptidase des Bürstensaums nicht schwer. Die Monoglutamate werden über glucose- und

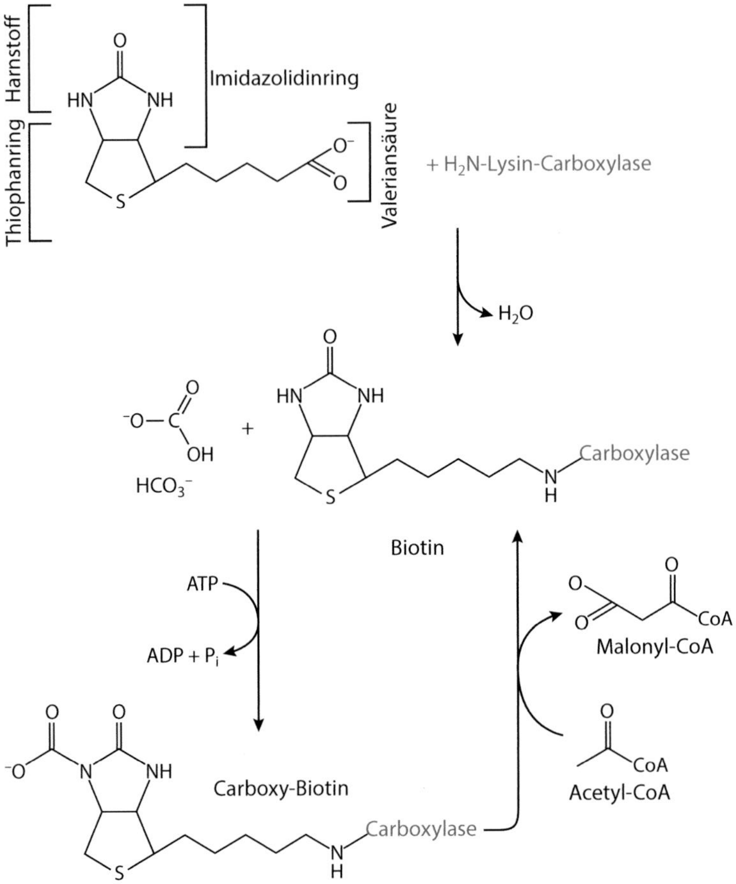

6

Thiophanring   Harnstoff

Imidazolidinring

Valeriansäure

+ H₂N-Lysin-Carboxylase

H_2O

HCO_3^-

+

Carboxylase

ATP

ADP + P_i

Biotin

Malonyl-CoA

Acetyl-CoA

Carboxy-Biotin

Carboxylase

Abb. 6.12 Biotinabhängige Carboxylierung von Acetyl-CoA zu Malonyl-CoA

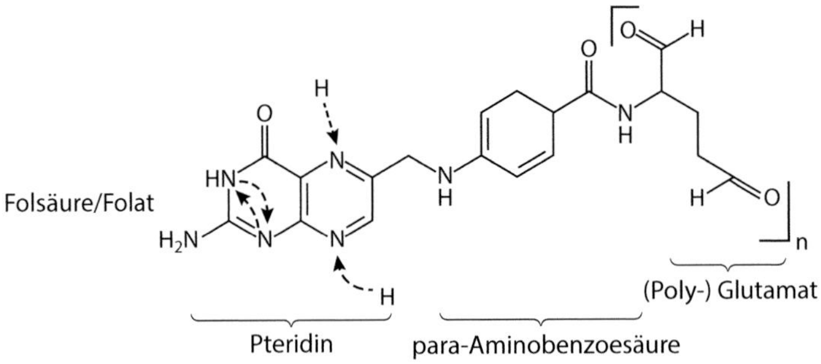

Folsäure/Folat

H_2N

H

(Poly-) Glutamat

Pteridin   para-Aminobenzoesäure

Abb. 6.13 Folsäure und Folat unterscheiden sich in der Anzahl ihrer Glutamylreste. Das aktive Coenzym Tetrahydrofolat hat weitere Hydronium-Ionen gebunden

natriumabhängige Transporter in die Enterozyten aufgenommen. Die Resorptionsfähigkeit des Darms ist dabei abhängig von der Reduktaseaktivität, denn die Pro-

vitamine müssen erst zu Dihydrofolat (DHF) und schlussendlich zu Tetrahydrofolat (THF) reduziert werden. Folsäure hat den Vorteil, schon als Monoglutamat vorzuliegen und als solches eine bis zu 90 %ige Aufnahme zu ermöglichen, während die Spaltung der natürlichen Polyglutamate zu einer Verminderung der Resorption auf ca. 25 % führt. Für den weiteren Eintritt in bestimmte Gewebe gibt es wiederum andere Carriermechanismen, die bislang noch nicht vollständig entschlüsselt sind.

❯ Einerseits liegt der Fokus des Coenzyms auf der Übertragung von Methylgruppen.

So baut es Homocystein zu Methionin um, welches für S-Adenosylmethionin benötigt wird. Dieses Aminosäurederivat ist der Methylgruppendonor schlechthin.

❯ Weiterhin sind das Pyrimidin Thymin und die Purine Adenin und Guanin darauf angewiesen, dass das Vitamin Methyl- oder Formylgruppen für deren Synthese beisteuert (◻ Abb. 6.14).

- **Hypovitaminose**
❯ Ein Folsäuremangel kann einerseits durch einen Mangel an Vitamin B_{12} ausgelöst werden, denn dann kann das aktive Coenzym nicht mehr regeneriert werden. Es entsteht die typische megaloblastäre Anämie, also ein Mangel funktionstüchtiger Erythrozyten.

Die vorhandenen Erythrozyten sind unfertige Vorstufen (Megaloblasten und -zyten), denn die schnell proliferierenden Zellen kommen durch die verminderte DNA-Synthese nicht mit der Produktion reifer Erythrozyten nach. Außerdem gibt es Medikamente, die direkt oder indirekt die Folsäure hemmen, um beispielsweise die Proliferation bestimmter Zellen zu unterdrücken (wie Methotrexat) oder dies als unerwünschte Arzneimittelwirkung mit sich bringen.

Ansonsten ist es empfohlen, schon vor einer Schwangerschaft seine Tageszufuhr auf 600 mg zu verdoppeln, denn ein Fol-

säuremangel beim Embryo steigert die Wahrscheinlichkeit von Neuralrohrdefekten. Diese Entwicklung ist in den ersten Wochen die aufwendigste für den neuen Organismus und bedarf so ständig neuer DNA. Auch in der Stillzeit ist eine Substitution empfohlen, um die Kindesentwicklung zu unterstützen.

Beim Erwachsenen mit ernährungsbedingtem Folsäuremangel kann es zudem zu Homocysteinurie, den allgemeinen Symptomen einer Anämie wie Müdigkeit, Depression und Blässe sowie zu Haarausfall kommen.

6.2.8 Vitamin B_{12}

Ein Cobalt-Ion, das durch seine umgebende Struktur zum Vitamin erhoben wurde: **Cobalamin** ist in vielerlei Hinsicht besonders.

❯ Es ist ein großes und sperriges Molekül bestehend aus einem Corrinringsystem, welches sich aus vier reduzierten Pyrrolringen zusammensetzt. In seiner Mitte wird das Co^+ gehalten. Der coenzymatisch aktive Teil ist das Dimethylbenzimidazol, welches über eine Aminoisopropanolbrücke mit dem Ringsystem verbunden ist.

Dadurch schwebt es über jenen Ringen und ermöglicht einen senkrechten Angriff des Cobaltions.

❯ Ein weiterer Ligand, der das Cobalt senkrecht von unten angreift, bestimmt die Funktion des Moleküls.

Wichtig sind in der Regel das Methylcobalamin und das Desoxyadenoyslcobalamin als aktive Coenzyme. Es liegen weitere Formen in der Umwelt vor (◻ Abb. 6.15).

Cobalamin wird ausschließlich von Bakterien synthetisiert. Diese kommen auch im menschlichen Gastrointestinaltrakt vor, sitzen

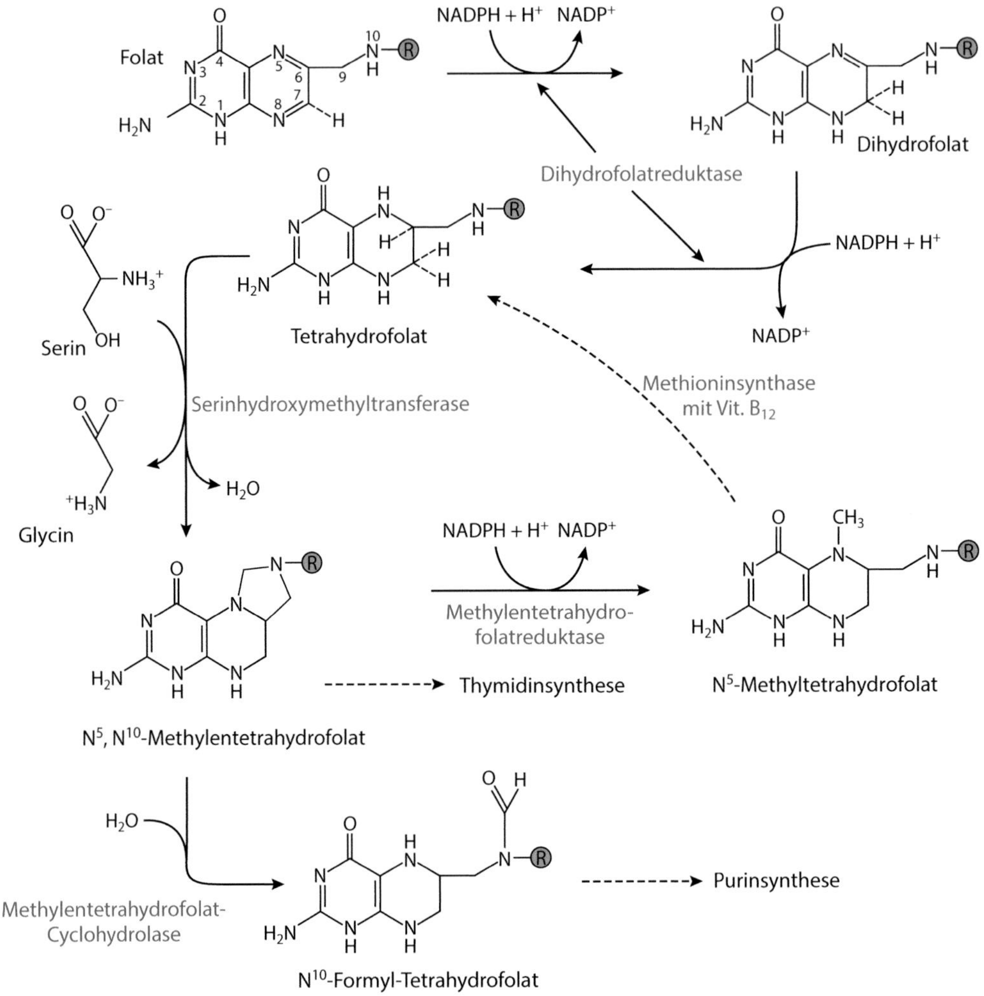

◻ Abb. 6.14 Die Dihydrofolatreduktase addiert je zwei H⁺ an das Molekül. Die Serin-Hydroxymethyltransferase steuert Methanol bei, welches direkt zu Methylen dehydratisiert wird. Wird der Methylenrest durch die Thymidylat-Synthase auf Desoxyuridinmo-nophosphat (dUMP) übertragen, entsteht Desoxythymidinmonophosphat (dTMP) und DHF bleibt übrig. Formyltetrahydrofolat gibt seine Formylgruppe an das bi- bzw. trifunktionale Purinbiosyntheseprotein ab und wird wieder zu THF

aber zu tief, als dass man sie als Quelle nutzen könnte. Daher ist der Mensch vollständig darauf angewiesen, ausreichende Mengen mit der Nahrung aufzunehmen. Dies gelingt hauptsächlich über tierische Produkte, weswegen vor allem Veganer das Vitamin meist zusätzlich zuführen müssen (heute ist es auch in vielen veganen Produkten enthalten).

Die enterale Aufnahme erfolgt nach Proteolyse und Bindung des Vitamins an

Haptocorrin im Speichel. Der Komplex wird im Magen in Nähe der Belegzellen wieder durch Trypsin gelöst und das Haptocorrin wird durch **Intrinsic Factor** ersetzt. Das Glykoprotein stellt einen Transport bis zum distalen Ileum sicher. Dort wird der Komplex durch **calciumvermittelte Endozytose** in die Enterozyten aufgenommen. In den Zellen wird das Endosom durch pH-Wert-Senkung zum Lysosom, bis Cobalamin frei-

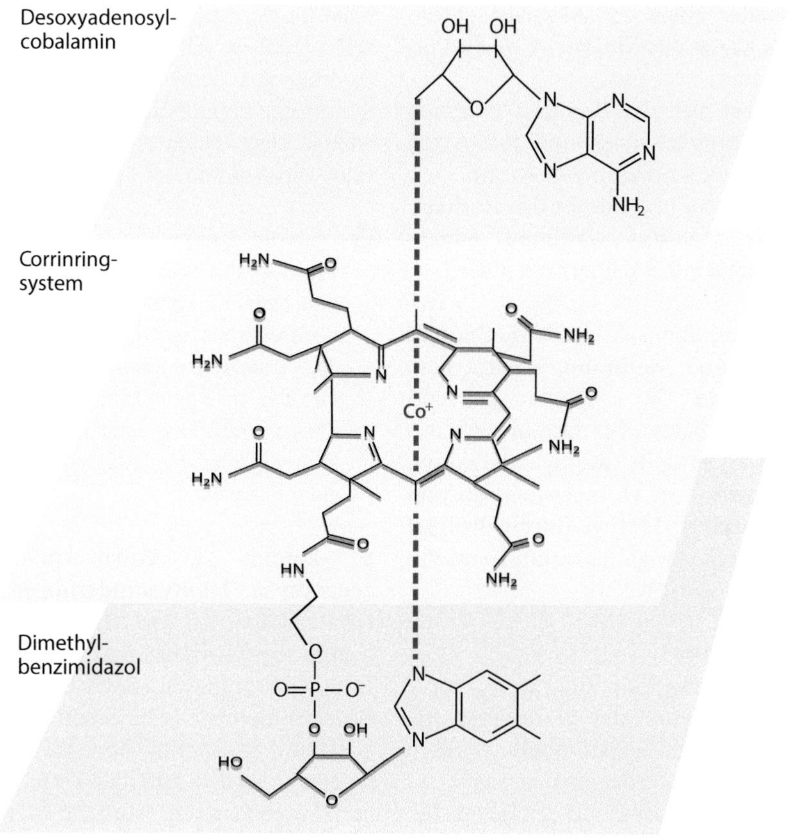

■ **Abb. 6.15** Aufbau das Adenosylcobalamins. Der Adenosylrest kann auch durch andere Liganden wie Methylgruppen oder Hydroxygruppen ersetzt werden

gesetzt wird. Danach kann es gebunden an **Transcobalamin** in die Blutbahn gelangen und direkt in die Zielgewebe, wiederum durch calciumabhängige Endozytose. Ein Großteil gelangt dabei in die Leber und wird dort, ungewöhnlich für ein B-Vitamin, gespeichert. Das Verhältnis zum Rest des Körpers beträgt ca. 60:40.

Erst die Zielzellen hängen den spezifischen Liganden an.

> In den Mitochondrien wird Desoxyadenosylcobalamin benötigt.

Dafür muss das zweiwertige Cobalt mittels eines NADPH-abhängigen Enzyms einwertig reduziert werden. 5-Desoxyadenosyl wird unter Abspaltung von anorganischem Trimetaphosphat aus ATP angehängt und Cobalt geht wieder in seine dreiwertige Form über.

Beim Abbau von Aminosäuren und anderen Energiestoffwechselprodukten muss ein Transfer einer Methylgruppe stattfinden, sodass eine geradlinige C-Atom-Kette entsteht.

- Bestes Beispiel dafür sind die verzweigtkettigen Aminosäuren oder Methylmalonyl-CoA. Damit dieses weiterverwendet werden kann, wird übergangsweise eine Methylenbindung des Methylrests ausgebildet.
- Dabei wird die Reaktionsfreudigkeit eines Adenosylradikals ausgenutzt, um

in schneller Folge das Methyl-C-Atom und das Keton des Malonyl-CoAs zu radikalisieren.

- Zuletzt löst sich die Bindung zwischen dem ursprünglichen α- und β-C-Atom und Letzteres wird zum γ-C-Atom.
- Das α-C-Atom übernimmt das Radikal, bis es wieder an das „wartende" **Adenosylcobalamin** zurück übertragen wird.

Im Kreislauf von S-Adenosylmethionin, Homocystein und Methionin kommt dem **Methylcobalamin** die Aufgabe zu, zusammen mit Folat Methionin zu regenerieren. Dazu gibt Methylcobabalmin seinen Methylrest an Homocystein ab und wird selbst durch N^5-Methyl-Tetrahydrofolat wieder in seinen Ausgangszustand versetzt (◘ Abb. 6.16).

■ Hypovitaminose

Selten ist der Mangel an Vitamin B_{12} heute nicht mehr. In Zeiten der besonderen Ernährungsweisen, insbesondere dem Vegetarismus und Veganismus, tritt er immer häufiger bei sonst gut ernährten Be-

völkerungsgruppen auf. Die Speicherfähigkeit macht es schwer, den Zusammenhang zu erkennen, denn es dauert Jahre, bis sich Symptome manifestieren, dann jedoch umso hartnäckiger. Auch hier ist wie bei der Folsäure die Anämie der Hinweis.

❯ Einerseits kann es durch die verminderte Wirkung der Folsäure zur megaloblastären Anämie kommen. Andererseits ist noch eine einzigartige Form möglich – die perniziöse Anämie. Dabei liegt die Ursache in einem Mangel an Intrinsic Factor, meist ausgelöst durch Autoantikörper gegen die Belegzellen aufgrund einer Gastritis.

Es kommt zu Polyneuropathien, degenerativen Hautveränderungen wie der Hunter-Glossitis, bei der die Papillen der Zunge verschwinden und die Patienten ein Brennen empfinden, sowie den allgemeinen Beschwerden bei anämischen Zuständen.

Heute ist die i.m. oder i.v. Substitution eine bald täglich durchgeführte Maßnahme in Hausarztpraxen. Manche Menschen be-

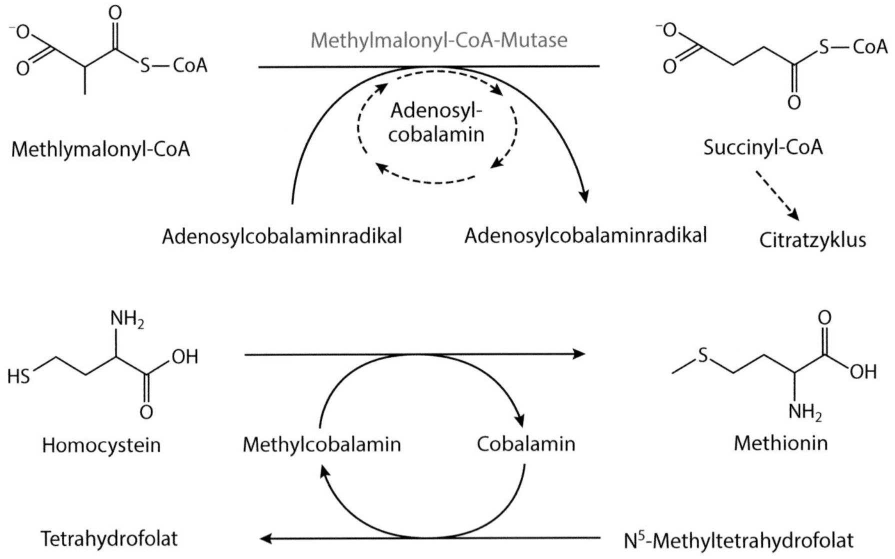

◘ **Abb. 6.16** Reaktionen, die verschiedener Cobalaminformen bedürfen. Sowohl Adenosylcobalamin als auch Methylcobalamin zeichnen sich dadurch aus, dass ihnen Mechanismen nachgeschaltet sind, die sie sofort wieder regenerieren

nötigen für den Rest ihres Lebens alle 1–3 Monate eine Erhaltungsdosis.

■ **Hypervitaminose**

❱ Als wasserlösliches Vitamin bildet Cobalamin die Ausnahme, auch überdosiert werden zu können.

Nichtsdestotrotz scheint der Körper aber auch dagegen gewappnet zu sein, denn bei ausreichend aufgefüllten Speichern reduziert er seine enterale Aufnahme. Allein durch Nahrungsaufnahme kann eine Hypervitaminose nicht erreicht werden. Bisher sind auch keine Beschwerdebilder dazu bekannt. Die Diagnose tritt gelegentlich als Zufallsbefund auf. Zugrunde liegt dem oft eine Leberschädigung oder eine exzessive künstliche Zufuhr.

6.2.9 Vitamin C

Das Gesundheitsvitamin der Vergangenheit und der Gegenwart ist von Herbst bis Frühjahr in aller Munde. **Vitamin C**, die **Ascorbinsäure**, findet sich in vielen Mittelchen der Drogerien und in frei verkäuflichen Medikamenten der Apotheken. Seine das Immunsystem stärkende Wirkung beruht auf der Fähigkeit, Stoffe zu reduzieren. Es ist ein **Antioxidans** so wie Vitamin E. Allerdings liegt seine Hauptwirkung im Aufbau des Kollagens, dafür ist es essenziell. Wenn auch das A(nti)scorb(ut)in schon lange bekannt ist, so kennt man noch lange nicht alle Funktionen.

❱ Es hat einen maßgeblichen Einfluss auf die Eisenresorption, indem es das Ion reduziert. Fe^{2+} ist für den Darm deutlich leichter aufzunehmen.

Deswegen empfiehlt man regelrecht eine Zufuhr von Eisentabletten mit Vitamin-C-reichen Säften wie Zitronensaft oder Organgensaft.

Viele Säuger können Ascorbinsäure selbst bilden, der Mensch und seine nächsten Verwandten bilden eine Ausnahme. Der Bedarf muss mit Obst und Gemüse gedeckt werden. Besonders reich an Vitamin C sind Citrusfrüchte. Als man auf der Suche nach einem Heilmittel für Skorbut, die Seefahrerkrankheit, war, entdeckte ein Arzt im Rahmen einer kleinen Studie die heilende Wirkung von Obst. Da auch Sauerkraut viel Ascorbinsäure enthält und deutlich besser haltbar ist, wurde es irgendwann Standard für lange Seereisen.

Die Resorption im Dünndarm benötigt die Triebkraft der Na^+-K^+-ATPase. Von den Enterozyten verbreitet sich das Vitamin in sämtliche Gewebe, allerdings mit unterschiedlicher Gewichtung.

Allgemein agiert Ascorbinsäure (Ascorbat) als **Radikalfänger** jeglicher anfälligen Moleküle. Übergeordnet verhilft es auch den Tocopherylradikalen (Vitamin E) zurück in ihren Ausgangszustand zu gelangen. Man kann es sich wie eine Kettenreaktion vorstellen, an dessen Ende sich zwei Ascorbylradikale zu einem Dehydroascorbat und einem Ascorbat zerlegen oder die einzelnen Radikale durch eine Reduktase zu Dehydroascorbat oxidiert werden. Ende der Kette sind zwei Glutathionmoleküle, welche ihre Sulfhydrylgruppen (Cysteinrest) nutzen, um sich selbst zu oxidieren und Ascorbat zu reduzieren (◘ Abb. 6.17).

❱ Bei der Kollagensynthese kommt es irgendwann zur Hydroxylierung der Prolinanteile. Das umsetzende Enzym hat einen zweiwertigen Eisenkern, der im Verlauf oxidiert wird. Um ihn wieder zurückzugewinnen und damit das Enzym zu reaktivieren, reduziert Ascorbat das Eisenion.

■ **Hypovitaminose**

Bei einem durchschnittlichen Gesamtwert von 1,5–3 g Ascorbinsäure beim Gesunden spricht man ab Werten unter 300 mg (1/5–

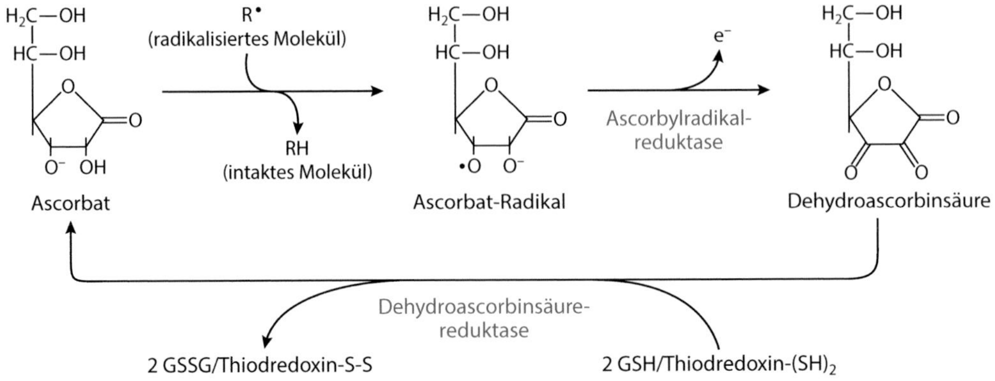

□ Abb. 6.17 Ascorbat ist ein Radikalfänger, z. B. für den vorgeschalteten Radikalfänger α-Tocopherol. Damit dieser wieder zu Verfügung steht, um die Mem- branen zu schützen, nimmt Ascorbat das Radikal auf und kehrt selbst über Glutathion wieder in seinen Ausgangszustand zurück

1/10) von einer Hypovitaminose. Es kommt zum klinischen Bild des Skorbut mit Zahnfleischbluten bis Zahnausfall, Wundheilungsstörungen, erhöhter Infektanfälligkeit und Bindegewebsschwäche. Bereits geringe Dosen von Vitamin C führen zu einer schlagartigen Besserung der Beschwerden. In den Industrienationen tritt eine Mangelversorgung nur noch selten auf, solange keine absolut einseitige Ernährung ohne Obst und Gemüse erfolgt. Eine Überdosierung führt allenfalls zu Durchfällen, da der Überschuss von den Darmbakterien verstoffwechselt wird. Insofern ist eine hochdosierte Einnahme zur Infektabwehr keinesfalls schädlich, hat jedoch unterstützende Effekte.

Serviceteil

© Springer-Verlag GmbH Deutschland, ein Teil von Springer Nature 2021
F. Harmjanz, *Biochemie - Energiestoffwechsel*, https://doi.org/10.1007/978-3-662-60272-0

Weiterführende Literatur

Berg JM et al (2017) Stryer Biochemie, 8. Aufl. Springer Spektrum, Heidelberg

Caprio M, Infante M, Calanchini M et al (2017) Vitamin D: not just the bone. Evidence for beneficial pleiotropic extraskeletal effects. Eat Weight Disord 22:27–41

Heinrich PC et al (Hrsg) (2014) Löffler/Petrides Biochemie und Pathobiochemie, 9. Aufl. Springer, Heidelberg

Neubauer D (2019) Wöhlers Entdeckung. Eine andere Einführung in die Biochemie. Springer Spektrum, Heidelberg

Pollard T et al (2016) Cell biology, 3. Aufl. Elsevier, München

Sadava et al (2019) Purves Biologie, 10. Aufl. Springer Spektrum, Heidelberg

Windisch PY (2017) Survivalkit Biochemie. Elsevier, München

Stichwortverzeichnis

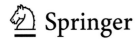
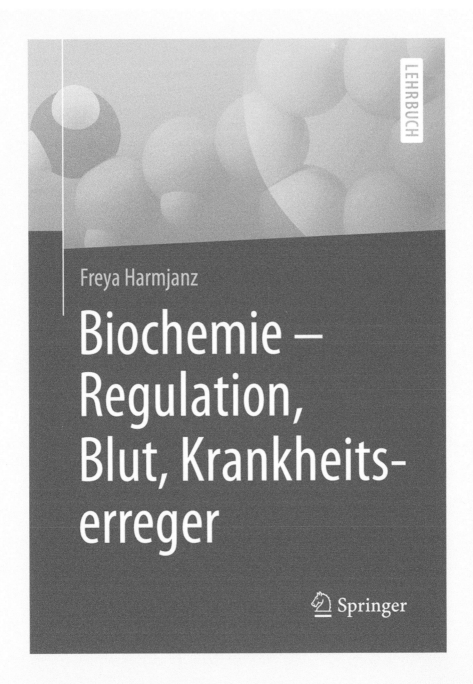

LEHRBUCH

Freya Harmjanz

Biochemie – Regulation, Blut, Krankheitserreger

Springer

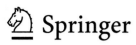
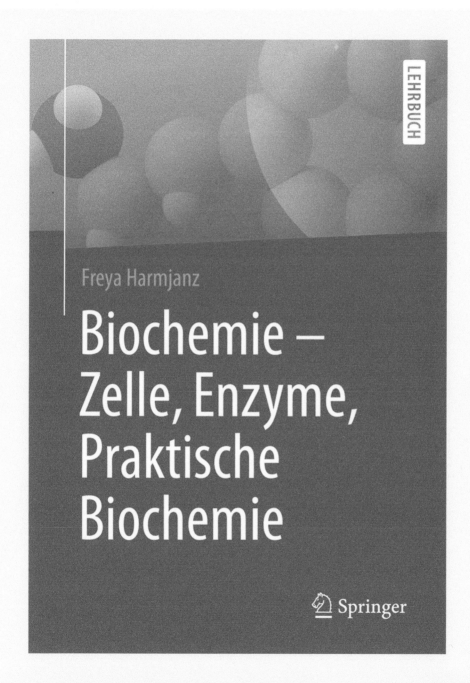

Printed in the United States
by Baker & Taylor Publisher Services